Kapitelübersicht

Stichwortverzeichnis

Die Handlungsanleitungen auf den einzelnen Karten sind bewusst sehr knapp gehalten. Grundsätzlich ist Folgendes zu beachten:

- Ein Notfallpatient wird als Person definiert, für die sie selbst oder eine Drittperson eine unverzügliche medizinische und pflegerische Betreuung als notwendig erachtet. Die Mitarbeitenden der ZNA legen die Behandlungsdringlichkeit fest und führen die hilfesuchende Person der richtigen Behandlung zu.
- Menschen mit Einschränkungen, z. B. an Demenz erkrankte, bedürfen besonderer Aufmerksamkeit und Professionalität.
- Beachten Sie die Regeln der Hygiene. Desinfizieren Sie vor und nach jedem Kontakt mit einem Patienten und nach Kontamination Ihre Hände. Benetzen Sie die gesamte Hand und beachten Sie die angegebene Einwirkzeit. Tragen Sie die Fingernägel kurz geschnitten (kein Nagellack oder künstliche Nägel), die Haare zusammengebunden, saubere Arbeitskleidung und verzichten Sie auf Schmuck, der die Hygiene oder Sicherheit des Patienten beeinträchtigen kann.
- Informieren Sie den Patienten vor einer Tätigkeit über Ihre geplanten Handlungen. Gehen Sie auf ihn ein, z. B. indem Sie „seine" Sprache sprechen und ihm die Möglichkeit geben, Rückfragen zu stellen. Geben Sie ihm Rückmeldung zu ermittelten Ergebnissen.
- Stellen Sie nach einer Pflegehandlung sicher, dass es dem Patienten gut geht. Erkundigen Sie sich nach seinem Befinden. Sorgen Sie für eine angenehme Lage und platzieren Sie alle wichtigen Dinge, z. B. Rufvorrichtung, Getränk, so, dass sie für den Patienten erreichbar sind.
- Dokumentieren Sie Ihre Maßnahmen und die dabei getroffenen Beobachtungen zeitnah und konkret im Dokumentationssystem.

Hinweis

Abkürzungen

4AT	Alertness, Age, Attention, Acute Change or Fluctuating Course
ABCDE	Airway, Breathing, Circulation, Disability, Exposure/Environmental Control
ACS	Acute Coronary Syndrome
ARI	akute respiratorische Insuffizienz
ATCN®	Advanced Trauma Care for Nurses
ATLS®	Advanced Trauma Life Support
BE	Base Excess
BE-FAST	Balance, Eyes, Face, Arms, Speech, Time
BGW	Berufsgenossenschaft für Gesundheitsdienst und Wohlfahrtspflege
BPS	Behavioral Pain Scale
cABCDE	critical Bleeding, Airway, Breathing, Circulation, Disability, Exposure/Environmental Control
CCT	kraniale Computertomografie
COPD	Chronic Obstructive Pulmonary Disease
CPR	Cardiopulmonary Resuscitation
CRM	Crew Resource Management
DMS	Durchblutung, Motorik, Sensibilität
DTS/ bCAM	Delirium Triage Screen/Brief Confusion Assessment Method
eFAST	extended Focused Assessment of Sonography for Trauma
EGA	extraglottische Atemwegshilfe
ESI©	Emergency Severity Index
FFP	Filtering Face Piece
GCS	Glasgow Coma Scale
GI	Gastrointestinaltrakt
HCO_3^-	Hydrogencarbonat
ICD	International Classification of Diseases
ICP	Intracranial Pressure
ITLS®	International Trauma Life Support
ITS	Intensivstation
KOF	Körperoberfläche
LAE	Lungenarterienembolie
mCAM-ED	Modified Confusion Assessment Method for the Emergency Department
MRSA	methicillinresistenter/multiresistenter Staphylococcus aureus
MTS	Manchester Triage System
NIV	nichtinvasive Ventilation
NRS	numerische Ratingskala
PCI	perkutane Koronarintervention
pCO_2	Kohlendioxidpartialdruck
PCR	Polymerase Chain Reaction
PEA	pulslose elektrische Aktivität
POCUS	Point-of-Care-Ultraschall
PPSB	Prothrombinkonzentrat
qSOFA	quick Sequential (Sepsis Related) Organ Failure Assessment
RASS	Richmond Agitation Sedation Scale
RL	Raumluft
RSI	Rapid Sequence Induction
RT-PCR	Reverse Transcription Polymerase Chain Reaction
SAMPLER	Symptome, Allergie(n), Medikation, persönliche Anamnese, letzte Mahlzeit, Ereignis, Risiken
SBAR	Situation, Background, Assessment, Recommendation
SHT	Schädel-Hirn-Trauma
SIK®	Schwerstverletztenmanagement in der Klinik
SINNHAFT	Start, Identifikation, Notfallereignis, Notfallpriorität, Handlungen, Anamnese, Fazit, Teamfragen
VAS	visuelle Analogskala
VF	Ventricular Fibrillation
VRS	verbale Ratingskala
VT	Ventricular Tachycardia
ZNA	zentrale Notfallaufnahme

Alarm- und Einsatzpläne dienen der Bewältigung von Großschadenslagen oder Katastrophen und müssen regelmäßig beübt werden!

Externe Lagen (außerhalb des Krankenhauses)

- Massenanfall an Verletzten/Erkrankten
- Ereignisse mit Immissionen durch Brände oder Störfälle
- Infektiologische Krisensituation
- ABC-Gefahrenlagen (chemisch, biologisch, radiologisch, nuklear)
- Terroranschläge

Interne Lagen (im Bereich des Krankenhauses)

- Brände und sonstige Umweltgefahren
- Bombendrohung, terroristische Bedrohung
- Geiselnahme und Amoklauf
- Auffinden verdächtiger Gegenstände
- Ereignisse, die Evakuierungen erfordern
- Störungen der Technik und/oder Logistik wie Ausfall von Strom-, Gas-, Wasserversorgung, Telefon, Sterilisation, Küche, EDV ...
- Infektiologische Krisensituationen

Das ZNA-Personal muss mit den Abläufen im Alarmfall besonders gut vertraut sein, sollte ausschließlich in der ZNA arbeiten und keine Transporte von Patienten in andere Bereiche vornehmen!

Organisatorische Aufgaben

- Auslösen der KH-internen Alarmierung
- Größtmögliche Räumung der ZNA
- Einrichtung des Sichtungsplatzes
- Sicherung der Ein- und Ausgänge

- Sicherstellung der Registrierung **aller** Notfallpatienten
- Einrichtung der Behandlungsbereiche
- Sicherung des Materialnachschubs

Sichtungsteam

- Ein erfahrener Facharzt/Notfallmediziner
- Eine Notfallpflegefachperson
- Eine Dokumentationsassistenz

Sichtungsalgorithmus

Der Sichtungsalgorithmus sollte für das Krankenhaus validiert sein. Neben den herkömmlichen validierten Ersteinschätzungssystemen kann im Alarm- und Einsatzplan ein spezieller Sichtungsalgorithmus (z. B. Berliner Sichtungsalgorithmus) zum Einsatz kommen. Dieser ist regelmäßig zu schulen und zu beüben.

Schmerz

Subjektives, unangenehmes Sinnes- und Gefühlserleben, das mit einer echten oder potenziellen Gewebeschädigung einhergeht. **Schmerz ist auch ein Warnsignal!**

Schmerzerfassung

- Verschiedene Assessments: NRS, VAS, VRS, BPS, Smiley-Skala etc. (→ Abb. 2.1)
- Schmerzqualität: stechend, wellenförmig, vernichtend, dumpf ...
- Unterscheidung: akuter vs. chronischer Schmerz
- Erfassung und Dokumentation mindestens einmal und nach jeder Therapieänderung, in Ruhe und bei Aktivität
- Selbsteinschätzung des Patienten vor Fremdeinschätzung
- Nebenwirkungen (z. B. Erbrechen, Obstipation etc.) dokumentieren
- Interventionsgrenze bei NRS ≥ 4 und nach Patientenwunsch

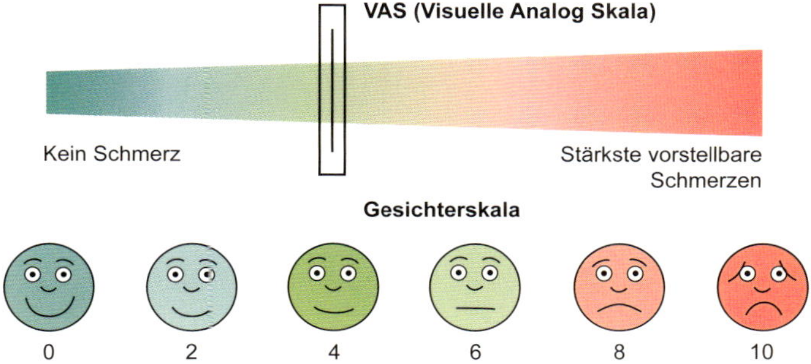

Abb. 2.1 Schmerzskalen [L143]

Schmerztherapie

Nichtmedikamentös

- Patienten informieren und beruhigen (Stress- und Angstreduktion)
- Wärme- oder Kälteanwendungen
- Positionierungsmaßnahmen (Stufenpositionierung, Ruhigstellung von Extremitäten ...)
- Physiotherapie
- Kinesiotape
- Akupunktur

Medikamentös

- Applikationsmöglichkeiten: systemisch, lokal, dermal, oral, enteral, parenteral, konjunktival, nasal, intramuskulär, intravenös, subkutan, rektal, vaginal, pulmonal
- Darreichungsformen: Salben, Tabletten/Dragees, Zäpfchen, Pflaster, Injektionslösungen, Infusionen
- Anwendung unterschiedlicher Schmerzmedikamente in Stufen → Tab. 2.1

Stufe	Medikamente
Stufe 1	Nicht-Opioidanalgetika, z. B. Ibuprofen, Paracetamol, Metamizol
Stufe 2	Niederpotente Opioidanalgetika, z. B. Tramadol, Dihydrocodein, Tilidin/Naloxon, + Nicht-Opioidanalgetika
Stufe 3	Hochpotente Opioidanalgetika, z. B. Morphin, Oxycodon, Buprenorphin, Hydromorphon, + Nicht-Opioidanalgetika

Tab. 2.1 WHO-Stufenschema zur Schmerzbehandlung bei Erwachsenen

Anaphylaxie

Akute, potenziell lebensbedrohliche allergische Reaktion.

Symptome

Folgende Symptome können in unterschiedlicher Ausprägung auftreten:

- Hautreaktionen: Urtikaria, Juckreiz, Angioödem
- Gastrointestionale Symptome: Übelkeit, Erbrechen, Durchfall
- Rhinorrhö, Dyspnoe, Stridor, Larynxödem, Bronchospasmus
- Tachykardie, Arrhythmie
- Hypotonie, Schock
- Herz-Kreislauf-Stillstand

Therapie

- Entfernung des Allergens (z. B. Infusion stoppen)
- Bei akuter Anaphylaxie Verabreichung von **Adrenalin**
  - 0,5 mg i. m. Außenseite Oberschenkel (Kinder: 6–12 J. 0,3 mg, < 6 J. 0,15 mg)
  - Bei liegendem Zugang: titrierend 1 µg/kg KG (Therapieeskalation)
- Bei Schock: zusätzlich Volumengabe (Vollelektrolyt „im Schuss“)
- Intubationsbereitschaft (frühzeitige Atemwegssicherung erwägen)
- H1-Blocker gegen Juckreiz
- Prednisolon als Schutz vor zweiter Reaktion

[!]

Die Gabe von **Adrenalin rettet Leben** und sollte nicht verzögert erfolgen!

Da die anaphylaktische Reaktion für den Patienten sehr beängstigend sein kann, ist neben der schnellen Adrenalingabe die empathische, beruhigende Betreuung besonders wichtig.

Angst

- … ist eine normale Reaktion auf gefährliche Situationen.
- … ist ein evolutionsgeschichtlich wichtiges und positives subjektives Gefühl.
- … kann zu Höchstleistungen führen, aber auch lähmen.

Angstauswirkungen

- Ausschüttung von Adrenalin, Noradrenalin und Kortisol, um dem Körper Energiereserven zur Verfügung zu stellen
- Unterschiedliche Symptome wie angespannte Gesichtszüge, Unruhe, verändertes Atemmuster, Schwindel, Herzklopfen, Blutdruckanstieg, Schwitzen, Luftnot, Übelkeit …

Angstmessung (→ Abb. 4.1)

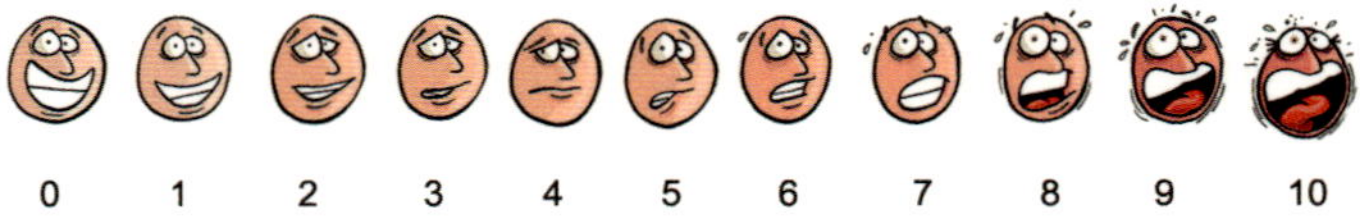

Abb. 4.1 Angstskala (von 0 = total entspannt bis 10 = panische Angst) [O728]

Angstauslöser

- Unzureichende Informationen und unbekannte Abläufe
- Reduzierte Selbstwirksamkeit
- Befürchtung unangenehmer Folgen wie Schmerz
- Lange Wartezeiten
- Überfüllte Räumlichkeiten
- Schlechte Vorerfahrungen

- Eindruck von fehlender Zeit/Qualifikation des Personals
- Eindruck von mangelnden Absprachen innerhalb des Behandlungsteams
- Gerüche
- Farb- und Lichtverhältnisse

Angstreduzierende Maßnahmen

Ziel ist die Reduktion der angstfördernden Faktoren und die Reduktion der bestehenden Angst.

- Intensive Information über den weiteren Behandlungsprozess
- Möglichst Bezugsbetreuung durch eine Pflegefachperson
- Raumbeduftung mit angstlösenden ätherischen Ölen (u. a. Lavendel, Rose, Orange)

Bei Bedarf sind weitere Maßnahmen bis hin zur ärztlich anzuordnenden Medikation nötig. Anxiolytische Komponente bei Schmerzmedikation erwägen. Die Erfassung und Verlaufsüberprüfung des Angstlevels dient hierfür als Grundlage.

Dominiert Angst das Denken und Handeln einer Person zu stark, kann es sich um eine Angststörung handeln. Diese bedarf einer frühzeitigen ärztlichen Abklärung. Die medikamentöse Therapie der Angststörung ist komplex und unterscheidet sich von der Therapie der akuten Angst.

!

Die Auswirkungen von Angst auf eine Erkrankung wie ACS, Herzinsuffizienz, -infarkt, Schlaganfall oder COPD können die Situation des Patienten verschlechtern.

Beurteilung der Atmung

Atemfrequenz und **Atemfunktion** sind sensible Parameter für ernsthafte Zustandsveränderungen und daher kontinuierlich zu beobachten.

Alter	Atemzüge pro Minute
Jugendlicher (13–18 Jahre)	16–22
Erwachsener (>19 Jahre)	12–18

Tab. 5.1 Normale Atemfrequenz Erwachsener

Auffälligkeit	Ursache
• Bradypnoe • Tachypnoe	• Hirndruck ↑, Medikamente • Psychischer Stress, Fieber, Schock, Anämie
• Dyspnoe • Flache und langsame Atmung • Flache und schnelle Atmung • Vertiefte Atmung	• Asthma, COPD, Herzinsuffizienz, LAE • CO_2 ↑ – Narkose • Schmerzbedingte Schonatmung • Panik, Kußmaul-Atmung (Azidose)
• Inspiratorischer Stridor • Exspiratorischer Stridor • Rasselgeräusche • „Brodeln“	• Verengung der Atemwege (Schwellung ...) • Asthma bronchiale, COPD • Pneumonie, nach Aspiration • Lungenödem
Atemgeruch	
• Azeton • Ammoniak • Urin • Fäulnisgeruch	• Anorexie, diabetisches Koma • Leberfunktionsstörung • Nierenversagen • Tuberkulose, Karzinom

Tab. 5.2 Atemauffälligkeiten und deren Ursachen

Blutgasanalyse (BGA)

Entnahme

- I. d. R. venöse BGA – bei Bedarf arteriell
- Luftbläschen vermeiden → Verfälschung der BGA
- Kein starker Zug an Spritzenstempel → Hämolyse
- Langes Stauen vorweg vermeiden → Verfälschung des Kaliumwerts

Interpretation

1. **Betrachtung des pH-Werts:** Normbereich (→ Tab. 5.3, → Tab. 5.4)?
   - Zu hoch (Alkalose: pH-Wert › 7,45)
   - Zu niedrig (Azidose: pH-Wert ‹ 7,35)
2. **Betrachtung von pCO_2 und Bikarbonat** im Hinblick auf pH-Wert und mögliche Ursachen

Variable	Arteriell	Venös
pH	7,36–7,44	7,35–7,43
pO_2 (mmHg)	70–100	36–44
pCO_2 (mmHg)	36–44	37–50
BE	+2 bis −2	+2 bis −2
HCO_3^- (Standard) (mmol/l)	21–26	21–26
HCO_3^- (aktuell) (mmol/l)	21–26	21–26
sO_2 (%)	95–98,5	70–80

Tab. 5.3 Normwerte der Blutgasanalyse

pH-Abweichung	Beispiele
Respiratorische Azidose	• Beeinträchtigung der Ventilation (z. B. Atemwegsverlegung, Pleuraerguss) • Gasaustauschstörung (z. B. Aspiration, Pneumonie, COPD) • Hypoventilation (z. B. Narkose, SHT, neuromuskuläre Erkrankungen)
Respiratorische Alkalose	• Hyperventilation (bei fehlerhafter maschineller Beatmung, Hypoxie, SHT, psychogen)
Metabolische Azidose	• Laktatazidose • Verminderte Gewebeperfusion (z. B. Schock) • Ketoazidose • Renale Azidose (z. B. fortgeschrittene Niereninsuffizienz)
Metabolische Alkalose	• Vermehrte Bikarbonatzufuhr • Verlust von sauren Valenzen (z. B. Erbrechen)

Tab. 5.4 Beispielhafte Ursachen für Verschiebungen des pH-Werts

Therapiegrundsätze

- **Respiratorische Azidose:** Verbesserung der Ventilation, z. B. durch NIV oder kontrollierte Beatmung, Beheben der ursächlichen Störung
- **Respiratorische Alkalose:** Behandlung der ursächlichen Störung, Optimierung der Beatmungstherapie
- **Metabolische Azidose:** Beheben der ursächlichen Störung oder Gabe von Puffersubstanzen (Natriumbikarbonat etc.)
- **Metabolische Alkalose:** Ggf. Zufuhr von Säuren (z. B. HCl)

Nichtinvasive Beatmung (NIV) in der Notaufnahme

Indikationen

- Hypoxämische/Hyperkapnische ARI
- Akute exazerbierte COPD mit pH ‹ 7,35
- Kardiales Lungenödem
- Zystische Fibrose, neuromuskuläre Erkrankungen
- Palliativ, auf Wunsch des Patienten zur Linderung von Dyspnoe
- Nicht wirksame Highflowtherapie

Bei einer nicht kardial bedingten Hypoxämie (z. B. Pneumonie) kann auch eine Highflowtherapie (Flow 30–70 l/min) durchgeführt werden → höherer Patientenkomfort.

Kontraindikationen

Absolute Kontraindikationen	Relative Kontraindikationen
• Fehlende Spontanatmung, Schnappatmung • GI-Blutung/Ileus • Nicht hyperkapnisch bedingtes Koma	• Hyperkapnisch bedingtes Koma • Massive Agitation • Massiver Sekretverhalt trotz Bronchoskopie • Schwergradige Hypoxämie oder Azidose (pH ‹ 7,1) • Hämodynamische Instabilität (kardiogener Schock, Myokardinfarkt) • Anatomische/subjektive Interface-Inkompatibilität • Z. n. oberer intestinaler OP

Tab. 5.5 Kontraindikationen für NIV

Beatmungszugang (Interface): Nasen- oder Mundmaske, Vollgesichtsmaske, Beatmungshelm.

Durchführung

- Einstellung des Beatmungsgeräts nach ärztlicher Anordnung
- Kontinuierliches Monitoring
- Patienten nicht allein lassen → Aspirationsgefahr
- Patienten informieren, Beginn der NIV in halb sitzender Position
- In Initialphase Nasen-/Mundmaske verwenden; zunächst Maske nur auf das Gesicht des Patienten halten, erst nach Gewöhnungsphase Maske mit Haltebändern fixieren
- Bei unzureichender Effektivität nach Ursachen suchen
- Bei Bedarf leichte Sedierung (RASS 0 bis −1)
- BGA-Verlaufskontrollen nach 30, 60, 120 min
- Kontinuierliche Überwachung S_aO_2 und p_aCO_2

Erfolgskriterien

- Dyspnoe und Atemfrequenz ↓
- Herzfrequenz ↓
- pH-Wert ↑, p_aCO_2 ↓, S_aO_2 ↑ ≥ 85 %
- Verbesserung der Vigilanz

Komplikationen

- Druckulzera durch Interface
- Leckagen und Augenirritationen
- Mangelnde Toleranz des Patienten
- Erbrechen bis hin zur Aspiration

Abbruchkriterien

- Schwere Kooperationsprobleme
- Bewusstseinsverschlechterung (Schutzreflexe vorhanden?)
- Keine Besserung der Hypoxämie, p_aCO_2 ↑
- Nicht beherrschbare Leckagen oder Interfaceprobleme
- Aspiration, Auftreten von Kontraindikationen

Bei NIV-Versagen endotracheale Intubation!

Atemwegssicherung/Atemwegsmanagement

Schwieriger Atemweg

Situation, in der es schwierig oder unmöglich ist, einen Patienten mit einer Maske zu beatmen und/oder mit dem Laryngoskop zu intubieren.

Beispiele für schwierige Maskenbeatmung

- Narben, Tumoren, Entzündungen, Verletzungen im Gesicht
- Zungenveränderungen wie Makroglossie
- Pathologische Veränderungen von Pharynx, Larynx und Trachea
- Vollbartträger, Alter > 55 Jahre
- Schnarchanamnese, Schlafapnoesyndrom
- Schlechter Zahnstatus, Zahnlosigkeit, BMI > 30 kg/m^2

Beispiele für schwierige Intubation

- Schwierige Intubation in der Anamnese
- Eingeschränkte Mundöffnung/Reklination des Kopfs/HWS-Immobilisation
- Fliehendes Kinn
- Kurzer, dicker Hals
- Eingeschränkte Sichtbarkeit der Rachenstrukturen
- Stridor, Tumoren/Abszesse im Kopf-Hals-/Mediastinalbereich, Schwellungen im Mund-Rachen-Raum
- Z. n. OP am Larynx/Pharynx
- Raumfordernde Struma, Makroglossie

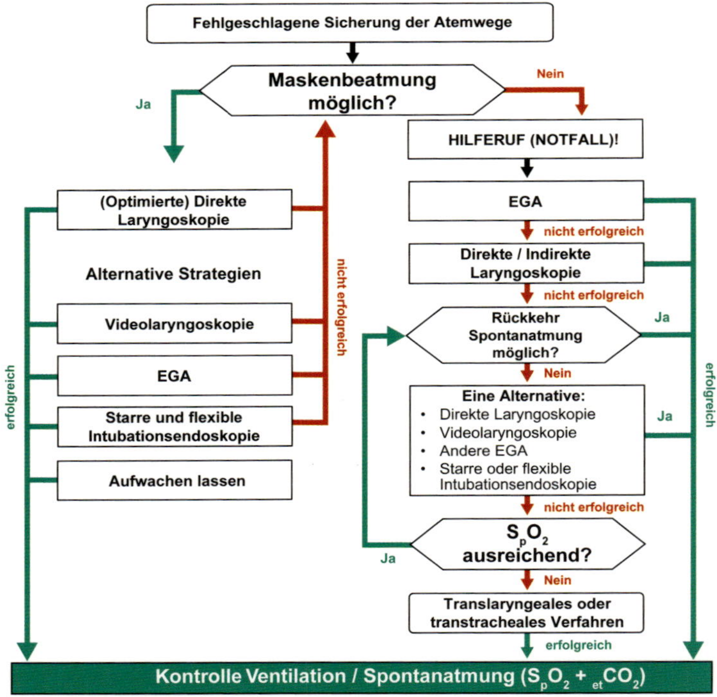

Abb. 5.1 Vorgehen bei unerwartet schwierigem Atemweg (n. [40]) [F823-005]

Crew Resource Management (CRM)

Konzept für eine effektive Teamarbeit in Extremsituationen. Ziel ist der optimierte sichere und koordinierte Arbeitsablauf.

1	Kenne deine Arbeitsumgebung.
2	Antizipiere und plane voraus.
3	Fordere Hilfe an – lieber früher als später.
4	Übernimm die Führungsrolle oder sei ein gutes Teammitglied.
5	Verteile die Arbeitsbelastung.
6	Mobilisiere alle verfügbaren Ressourcen (Personen und Technik).
7	Kommuniziere sicher und effektiv – sag, was dich bewegt.
8	Beachte und verwende alle vorhandenen Informationen.
9	Verhindere und erkenne Fixierungsfehler.
10	Habe Zweifel und überprüfe genau (Double Check).
11	Verwende Merkhilfen und schlage nach.
12	Reevaluiere die Situation immer wieder (10-Sekunden-für-10-Minuten-Prinzip).
13	Achte auf gute Teamarbeit.
14	Lenke deine Aufmerksamkeit bewusst.
15	Setze Prioritäten dynamisch.

Tab. 6.1 Die 15 CRM-Leitsätze [F781-021]

10-Sekunden-für-10-Minuten-Prinzip

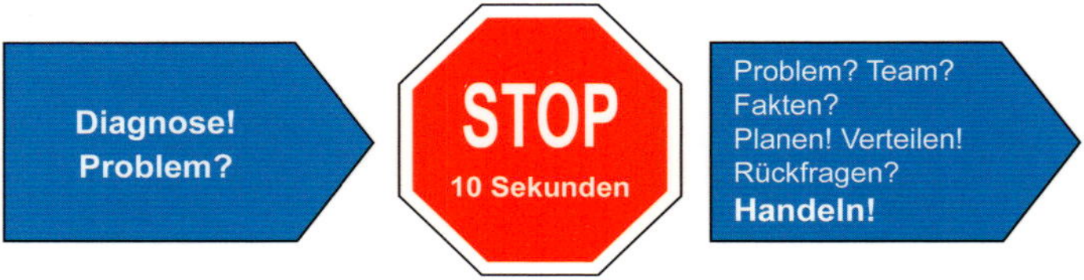
Diagnose!
Problem?
STOP
10 Sekunden
Problem? Team?
Fakten?
Planen! Verteilen!
Rückfragen?
Handeln!

Abb. 6.1 Prinzip „10 Sekunden für 10 Minuten“ (n. [41]) [F781-021, L143]

Hintergrund

Stress und Zeitdruck bei der Versorgung von schwer erkrankten Patienten führen häufig zu Problemen.

- Man vergisst, sich im Behandlungsteam abzustimmen.
- Die vorhandene Expertise wird nicht eingeholt.
- Behandlungsalternativen werden nicht geprüft.
- (Standardisierte) Versorgungsschritte werden vergessen.
- Allergien oder Kontraindikationen werden bei der Medikamentenverabreichung nicht beachtet.
- Man „steckt fest“, weiß nicht weiter.

Ablauf

- Alle Tätigkeiten bis auf die lebensnotwendigen stoppen.
- Alle hören zu.
- Alle Informationen werden erhoben, Ideen/Bedenken werden geäußert.
- Ein Plan wird aufgestellt und Ressourcen werden (neu) verteilt.
- Danach geht die Versorgung des Patienten weiter.

Delir/Delirantes Syndrom

Form der akuten reversiblen organisch bedingten Psychose.

Formen

- **Hypoaktives Delir:** 25–43 %. Verlangsamung von Sprache und Motorik, Vigilanzminderung, Kontaktfähigkeit ↓, Schlafneigung ↑
- **Hyperaktives Delir:** 1–15 %. Hohe Agitiertheit, optische Halluzinationen, vegetative Entgleisungen
- **Mischformen:** 55 %. Wechsel zwischen hypo- und hyperaktivem Delir

Diagnostik

- Identifizierung und Früherkennung durch Screening- und Assessmentinstrumente wie mCAM-ED, DTS/bCAM, 4AT
- Erfassung des mentalen Status des Patienten

Ursachen

- Unspezifische Reaktion des Gehirns auf schädigende Einflüsse
- Schwere Allgemeinerkrankungen, Drogen- oder Alkoholabhängigkeit, Vorschädigungen des Gehirns
- Demenz

Therapie

- Notfallmedizinische Standardtherapie
- Beruhigung/Empathie
- Sedierung: Neuroleptika, z. B. 5–10 mg Haloperidol i. v.

!

Delir ist eine Notfallsituation, die i. d. R. eine stationäre Behandlung/Überwachung (ITS) erfordert und sich zu einer lebensbedrohlichen Situation entwickeln kann.

Demenz

Eine Demenz beinhaltet nach ICD-10 folgende Elemente:

- Störung von Gedächtnis- und Lernfähigkeit
- Verminderung des Denk- und Urteilsvermögens, reduzierter Ideenfluss
- Beeinträchtigung eines weiteren kognitiven Teilbereichs (Orientierung, Sprache)
- Einschränkungen bei der Bewältigung des täglichen Lebens
- Symptomatik muss mind. 6 Monate bestehen

Morbus Alzheimer	Häufigste Form (60 % der Fälle)
Vaskuläre Demenz (Multiinfarktdemenz)	Syndrom durch Minderdurchblutung verursacht
Lewy-Körperchen-Demenz	Kognitive Symptomatik tritt zeitgleich oder vor Parkinson-Symptomatik auf
Frontotemporale Demenz	Atrophie des Frontal- und Temporallappens → Störungen im sozialen Umgang; Erkrankungsgipfel in der 6. Lebensdekade

Tab. 8.1 Demenzformen

Umgang mit Demenzkranken in der Notaufnahme

- Validation nach Feil
- Ruhiges Zimmer, Bezugsperson, präsente Angehörige, „Entschleunigung“
- Patienten mit Vornamen ansprechen
- Analgesie bei objektiven Anzeichen von Schmerz (Gesichtsausdruck, Unruhe)
- Delirentwicklung verhindern

[!]

Wichtig ist die Unterscheidung eines Delirs von einer Demenz bzw. die Diagnostik eines Delirs bei Demenz.

Anlage eines EKG [4, 19]

Ableitung nach Einthoven

- Bipolare Extremitätenableitung; auch auf dem Brustkorb ableitbar.
- Misst die Frontalebene des Herzens aus drei Blickwinkeln (Ableitung I–III).
- Elektroden werden nach dem Ampelsystem angebracht (→ Abb. 9.1):
  - Ableitung I: Strecke zwischen Rot und Gelb
  - Ableitung II: Strecke zwischen Rot und Grün
  - Ableitung III: Strecke zwischen Gelb und Grün

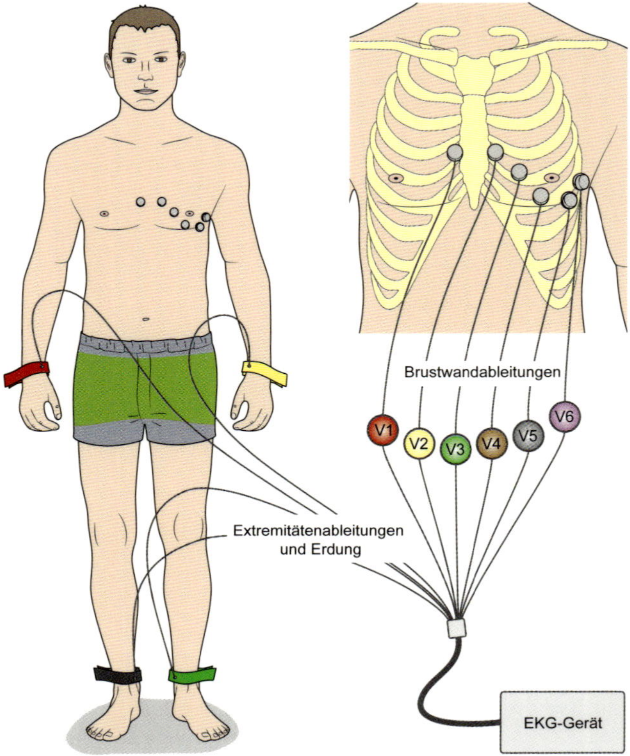

Abb. 9.1 Anbringung der Elektroden auf dem Brustkorb für die Ableitung nach Einthoven (rechts) uns Wilson (links) [L264]

Rhythmen [17, 19]

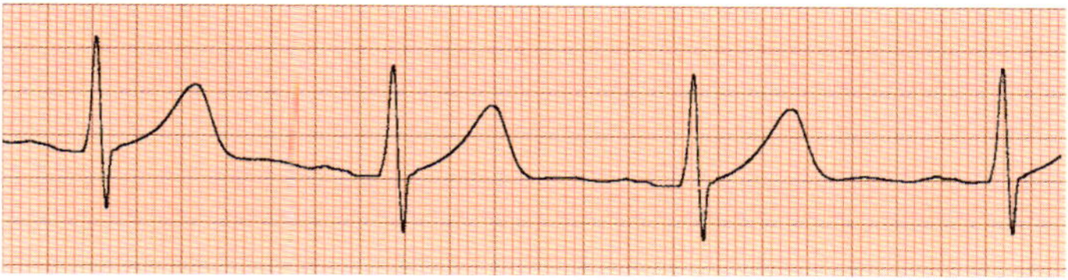

Abb. 9.2 EKG – Sinusrhythmus [M909]

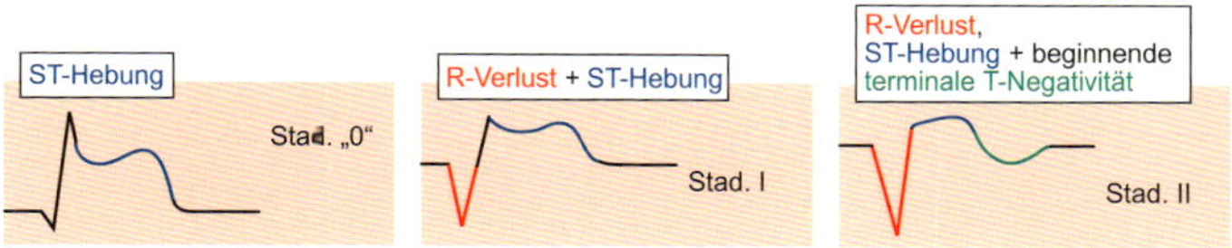

Abb. 9.3 EKG – ST-Hebung [L106]

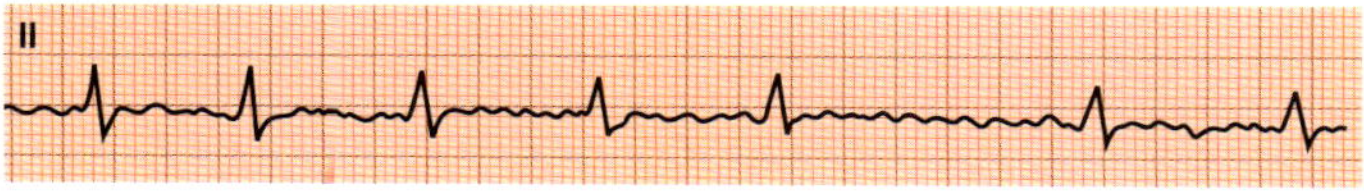

Abb. 9.4 EKG – Vorhofflimmern [L106]

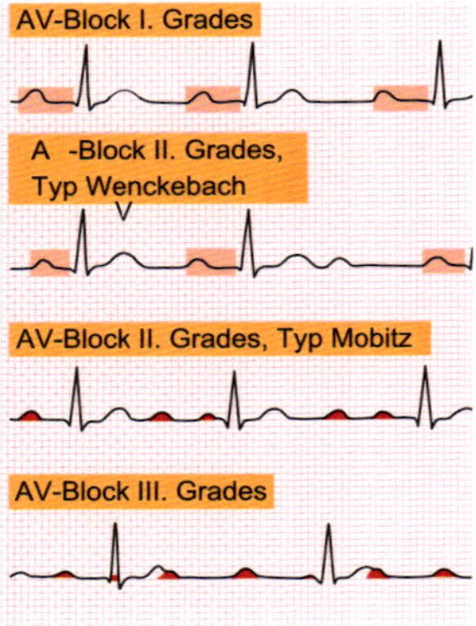

Abb. 9.5 EKG – AV-Block [L190]

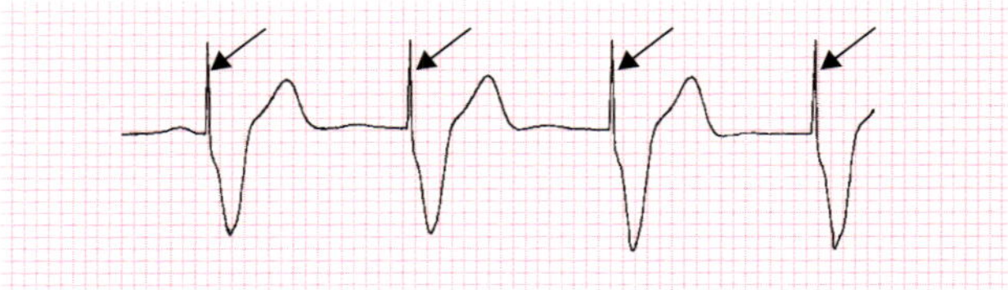

Abb. 9.6 EKG – bei Herzschrittmacher. Die senkrechten Linien (Spikes) repräsentieren die Schrittmacherstimulation (Pfeil). [B152]

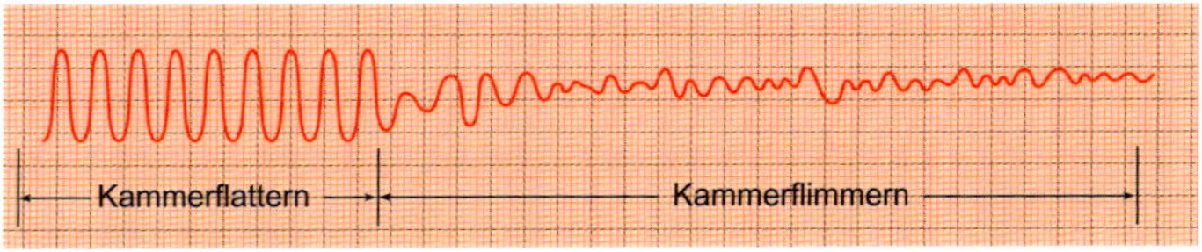

Abb. 9.7 EKG – Kammerflimmern/-flattern [L106]

Ersteinschätzung

Vorgehen, den Schweregrad der Erkrankung/Verletzung zu identifizieren und daraus eine Dringlichkeit der Versorgung abzuleiten.

Manchester Triage System

Manchester Triage System (MTS) [16]

Fünfstufiges, validiertes Ersteinschätzungssystem, das mit Beschwerdebildern auf Präsentationsdiagrammen arbeitet.

Begrüßung	Einschätzung beginnt mit erster Kontaktaufnahme
Vorgeschichte	Was führt den Patienten in die Notaufnahme?
Hauptbeschwerde	Anhand der Information passendes Diagramm wählen
Fragen	Inhalte der Fragen werden durch die Indikatoren im ausgewählten Präsentationsdiagramm bestimmt
Untersuchung	Ggf. Position der Verletzung, Vitalparameter
Dringlichkeitsstufe	Indikator mit der höchsten Prioritätsstufe (→ Tab. 10.3)
Dokumentation	Standardisiert
Neueinschätzung	Überprüfung der Einschätzung

Tab. 10.1 Ersteinschätzung nach dem Manchester Triage System (zit. n. [G1124])

Stufe	Name	Farbe	Max. Zeit	Kontrolleinschätzung
1	Sofort	Rot	0 min	
2	Sehr dringend	Orange	10 min	10 min
3	Dringend	Gelb	30 min	30 min
4	Normal	Grün	90 min	90 min
5	Nicht dringend	Blau	120 min	120 min

Tab. 10.2 Dringlichkeitsstufen/Zeit bis Arztkontakt [G1124]

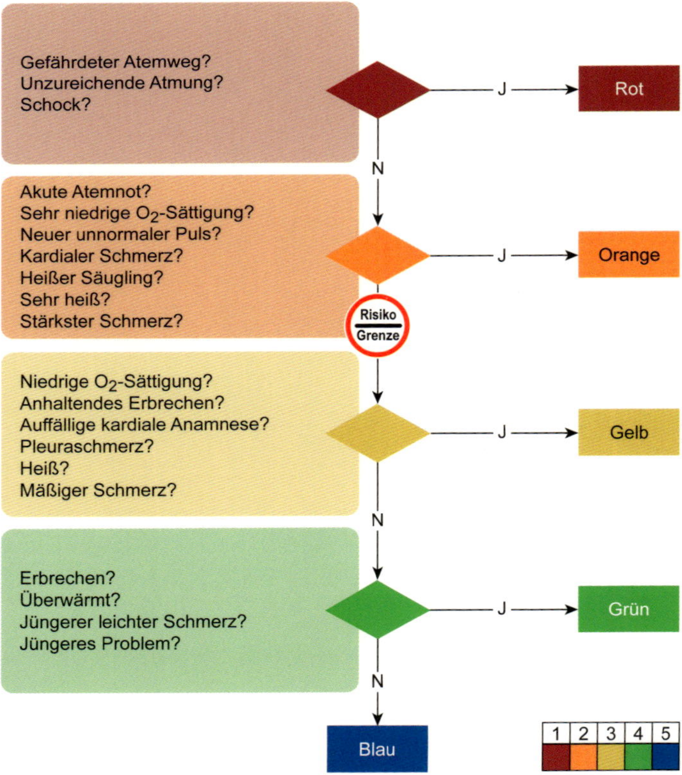

Abb. 10.1 MTS-Präsentationsdiagramm „Thoraxschmerz" (n. [42]) [G452]

Emergency Severity Index (ESI)

Fünfstufiges, validiertes Ersteinschätzungssystem für die Klinik, das unter Berücksichtigung der Ressourcen die Dringlichkeit der Behandlung definiert.

Der Prozess der Ersteinschätzung beginnt immer mit der **Abklärung der höchsten Dringlichkeitsstufe.** Dabei ist es wichtig, die richtigen Fragen zu stellen.

Ressourcen	Keine Ressourcen
• Labor (Blut/Urin) • EKG • Röntgen/CT/MRT/Ultraschall/Angiografie • Flüssigkeitsgabe i. v. • Injektionen i. v./i. m. • Inhalation • Konsilarzt • Einfache Maßnahme = 1 (Wundverschluss, Blasenkatheter) • Komplexe Maßnahme = 2 (Analgosedierung)	• Anamnese • Körperliche Untersuchung • Schnelltests (z. B. BGA/Troponine) • Spülen von i. v. Zugängen • Medikation p. o. • Einfache Wundversorgung (Verbandwechsel, Nachkontrolle) • Telefonat mit Hausarzt • Impfungen • Rezept • Gehstöcke, Schienen, Schlingen

Tab. 10.3 ESI-Ressourcen

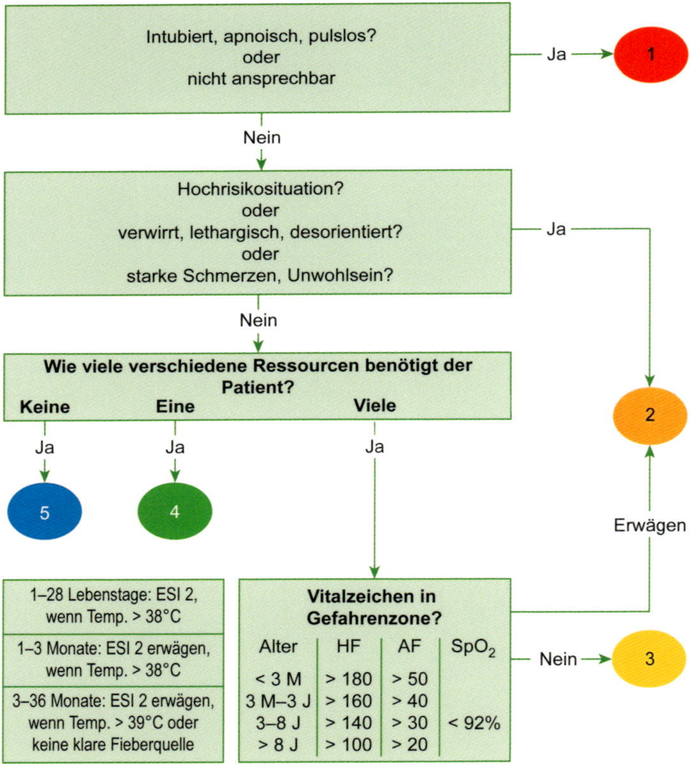

Abb. 10.2 ESI-Handlungsablauf: Zuordnung in eine ESI-Kategorie, modifiziert [F781-022, L143]

Rechtliche Grundlage

Ein psychisch kranker Mensch darf zeitweise durch Maßnahmen (Fixierung oder Medikamente) in seiner körperlichen Bewegungsfreiheit eingeschränkt werden, wenn und solange die Gefahr der Eigenverletzung/Tötung oder der Gewalt gegenüber fremden Personen besteht (§ 16 PsychKG).

Vorgehen

- Muss vor Anwendung angekündigt werden (Ankündigung darf nur unterlassen werden, wenn die Umstände es erfordern)
- Von Arzt aufgrund eigener Untersuchung befristet angeordnet
- Bei Gefahr im Verzug Anordnung auch durch therapeutischen Mitarbeiter
- Protokoll anlegen mit
  - Ankündigung oder Unterlassen der Ankündigung
  - Gründe für die Anordnung
  - Art und Beginn
  - Art der Betreuung
  - Verlängerung und Ende
- Aufzeichnung erfolgt durch Arzt und wird der Krankenakte beigelegt

!

Fixierungen > 30 min bedürfen einer richterlichen Anordnung (BVG-Urteil vom 24. Juli 2018; 2 BvR 309/15, 2 BvR 502/16)!

Maßnahmen in der ZNA

- Bei Gewaltandrohung vonseiten des Patienten Polizei anfordern
- Patienten nicht festhalten

- Bett zur Fixierung richten
  - Passende Gurtgröße wählen
  - Handgelenks- und Fußgurte symmetrisch am festen Bettrahmen befestigen
  - Brust- und Schultergurt am beweglichen Kopfteil befestigen
- Fixierungsteam sollte möglichst aus sechs Mitarbeitern bestehen

Checkliste

- Bett zur Fixierung in greifbarer Nähe außerhalb des Sichtfelds des Patienten
- Auf Vollständigkeit prüfen (Magnet, Schlüssel)
- Absprache zum Vorgehen im Fixierungsteam
- Durchsuchung des Patienten auf gefährliche Gegenstände; Achtung: Eigenschutz!
- Bei Schrittmacher-Patienten kein Magnetverschluss im Brustbereich
- Kontinuierliche Überwachung, ggf. Sitzwache
- Dokumentation

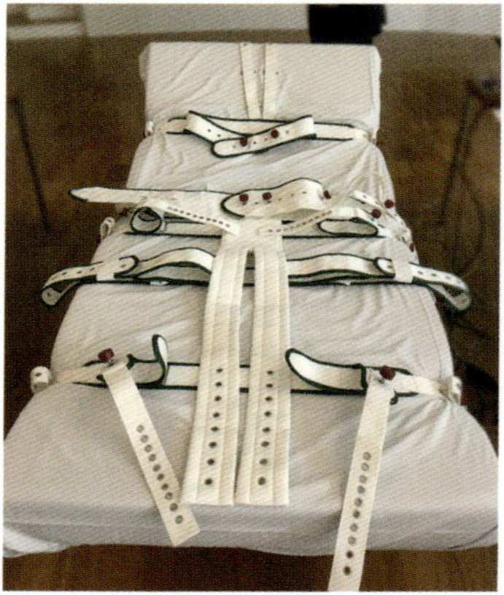

Abb. 11.1 Fixierungsbett [P612]

> Fixierung sollte **immer** Ultima Ratio sein und ausschließlich stattfinden, wenn Eigen- und/oder Fremdgefährdung nicht anderweitig abwendbar sind.

Bei einer Verletzung kommt Blut mit dem Gewebe in Berührung, es kommt zur Bildung von Clots zum Verschluss der Leckage.

Clot

Thrombozyten, Fibrin und Erythrozyten.

- Gerinnungskaskade dient dem Ziel, dass sich das Fibrinogen nur dort, wo es gebraucht wird, zu Fibrin umwandelt.
- Blutungen verursachen eine Verlust- und Verbrauchskoagulopathie.
- Infusionsgabe kann eine Verdünnungskoagulopathie verursachen.

Grundlagen einer funktionierenden Gerinnung

- Wärmeerhalt (bei Kälte funktionieren Enzyme nicht → bei < 33 C° Körperkerntemperatur annähernd keine Gerinnung mehr)
- Kalzium im Normbereich, pH > 7,2, Hb > 8

Therapieoptionen bei schwerer Blutung (Erwachsener)

- 1g Tranexamsäure in 1. h nach Trauma, danach 1g in den folgenden 8 h (vermindert Fibrinolyse)
- Fibrinogen, Kalziumglukonat, PPSB (an heparinfreies Cofact denken)
- Thrombozytenkonzentrat (bei < 50.000 Thrombozyten)
- Bei ASS als Thrombozytenaggregationshemmer in der Hausmedikation DDAVP (Desmopressin) erwägen
- Chirurgische/Interventionelle Blutstillung
- Spezifische „Antidote“: Idarucizumab gegen Dabigatran, Andexanet alfa (sehr teuer) gegen Rivaroxaban oder Apixaban
- Bei persistierender Blutung trotz aller o. g. Maßnahmen und erfüllter Voraussetzungen: aktivierter Faktor VII (Novo Seven®)

Gewalt

Absichtlicher, angedrohter oder tatsächlicher **körperlicher** Zwang oder **physische** Machtausübung, die **konkret** oder **mit hoher Wahrscheinlichkeit** zu **Schäden** (Verletzungen, Tod, Deprivation etc.) führt.

Aggression

Verhalten, das mit einer **gerichteten, absichtlichen, schädigenden Handlung oder Unterlassung** verbunden ist.

Formen

- Direkt, indirekt
- Verbal, paraverbal, nonverbal, physisch, psychisch
- Aktiv, passiv

Mögliche Ursachen in der Notaufnahme

- Reduzierte Gewaltschwelle bei bestimmten Erkrankungen, unter Einfluss von Alkohol oder Drogen sowie bestimmten Medikamenten
- Lange Wartezeiten
- Mangelnde Information
- Hunger, Durst
- Angst, Stress
- Ressourcenknappheit (z. B. Personalmangel)

Gewalt ist immer Ausdruck von **innerer Not,** hat immer eine Geschichte und immer **mehrere Ursachen.**

Präventionsmaßnahmen

- Sensibilisierung für das Thema
- Übergriffe strukturiert erfassen und auswerten, Fallbesprechungen
- Gefährdungsbeurteilung und entsprechende Maßnahmen wie Rückzugsmöglichkeit, Sicherheitsdienst, Sicherheitssystem etc.
- Schulung der Mitarbeiter: Deeskalation, Kommunikation, Resilienz etc.
- Mitarbeiterpflege, Crowdingkonzept, für den Bereich ausreichende Personalbemessung

1	Zeit für sorgfältige Entscheidungen gewinnen, sich selbst beruhigen
2	Möglichst früh eingreifen
3	Realistische Einschätzung der Situation; Unterstützung anfordern, an eigene Sicherheit und die Sicherheit Unbeteiligter (Kinder, Angehöriger, anderer Patienten) denken
4	Risikoeinschätzung, Entscheidungen, Verantwortung und Handlungen im Team teilen
5	Nicht das Gegenüber, sondern die Situation kontrollieren
6	Empathie, Sorge, Respekt, Ernsthaftigkeit und Fairness zeigen, Gefühle und Bedürfnisse herausarbeiten, wertschätzende Haltung einnehmen
7	Mindestens eine Armlänge Abstand zum Gegenüber halten
8	Intervention mit sichtbarem Selbstbewusstsein ausführen, ohne zu provozieren
9	Auf Körpersprache Mimik, Gestik, Stimme des Gegenübers achten
10	Drohungen, Ermahnungen, Vorwürfe, Machtspiele vermeiden

Tab. 13.1 Deeskalationsregeln

Erstmaßnahmen nach einem Übergriff

- Betroffene Patienten:
  - Professionelle, empathische Behandlung
  - Spurensicherung nach häuslicher und oder sexueller Gewalt
  - Spurensicherung auch ohne polizeiliche Anzeige möglich
  - Informationen zur rechtswirksamen Spurensicherung beim zuständigen rechtsmedizinischen Institut erhältlich
- Betroffene Mitarbeiter:
  - Erste Hilfe
  - Mitarbeiter ablösen, trösten, nicht allein lassen, nach Hause begleiten
  - Mitarbeiter beim Durchgangsarzt vorstellen
  - Hilfsangebote der BGW nutzen
  - Ggf. Strafanzeige stellen, Polizei hinzuziehen
  - Auf interne und externe Hilfsangebote hinweisen

! Therapiebedürftige Symptome nach einem Überfall können zu einer posttraumatischen Belastungsstörung führen.

Ziel: Patienten und Personal vor Infektionen zu schützen.

Persönliche Schutzausrüstung

- Handschuhe, Mundschutz/FFP-Maske
- Schutzkittel/Schürze
- Mund- und Nasenschutz
- Augenschutz (Schutzbrille/Visier), Haarschutz

Persönliche Hygiene

- Lange Haare zusammenbinden
- Fingernägel sauber und kurz tragen, kein Nagellack/künstliche Nägel
- Keinen Schmuck (Ringe/Armbänder/Uhren) tragen
- Dienstkleidung bei Bedarf, aber mindestens täglich wechseln

Screening bei stationärer Aufnahme

- Bekannte MRSA-Anamnese?
- Stationärer Krankenhausaufenthalt (> 3 Tage) in den letzten 12 Monaten
- Besteht (beruflich) direkter Kontakt zu Tieren?
- Bestand während eines stationären Aufenthalts Kontakt zu MRSA-Trägern?
- Bestehen zwei oder mehr der folgenden Risikofaktoren:
  - Pflegebedürftigkeit, Hautulkus, chronische Wunden, Tracheostoma, liegende Katheter (Blase, PEG)?
  - Antibiotikatherapie in den letzten 6 Monaten?
  - Dialysepflicht?
- Bei Ausbruchsgeschehen Screening auf bestimmte Erreger, z. B. SARS-CoV-2

Ausgewählte Infektionskrankheiten

Norovirus

Erreger	Caliciviren, unbehüllte RNA-Viren
Übertragungsmedien	Stuhl und Erbrochenes, kontaminierte Speisen, Getränke und Gegenstände
Übertragungsweg	Mensch zu Mensch (Stuhl und Erbrochenes), über kontaminierte Speisen oder Getränke; sehr hohe Infektiosität
Inkubationszeit	6–50 h
Untersuchungsmaterial	Nachweis im Stuhl mittels RT-PCR
Klinisches Bild	Akut beginnende Gastroenteritiden mit schwallartigem, heftigem Erbrechen und starker Diarrhö. Wenn keine begleitenden Grunderkrankungen vorliegen, bestehen klinische Symptome etwa 12–48 h
Isolationsstufe	Standardisolierung, ggf. Kohortenisolierung
Isolierungsbedingungen	Schutzkittel, Einmalhandschuhe, ggf. FFP-2-Maske für Personal (zur Vermeidung einer Infektion über Erbrochenes)
Händedesinfektion	Viruzides Händedesinfektionsmittel!
Desinfektion des Isolierzimmers	Nach Standard der Klinik
Wäscheentsorgung	Nach Standard der Klinik
Abfallentsorgung	Im Patientenzimmer sammeln, B-Müll

Tab. 14.1 Norovirus

Influenza A und B

Erreger	Influenzaviren Typ A und B (Orthomyxoviren); „Schweinegrippeerreger“ ist Subtyp der Influenza A (H1N1)
Übertragungsmedien	Mensch
Übertragungsweg	Überwiegend Tröpfcheninfektion (ggf. auch aerogene Übertragung); Kontaktinfektion über Oberflächen, die mit virushaltigen Sekreten kontaminiert sind
Inkubationszeit	1–2 Tage, Ausscheidung vor Symptombeginn möglich
Untersuchungs-material	Für PCR-Untersuchung • Nasensekretabstrich mit Flüssigtransportmedium oder • Nasenspülflüssigkeit in sterilem Röhrchen
Klinisches Bild	Meist plötzlich beginnendes Krankheitsgefühl mit Fieber, Husten oder Halsschmerzen, Muskel/Kopfschmerzen, Schnupfen oder verstopfter Nase, trockenem Reizhusten. Krankheitsdauer: in der Regel 5–7 Tage
Isolationsstufe	Standardisolierung, ggf. Kohortenisolierung
Isolierungs-bedingungen	Schutzkittel, Einmalhandschuhe, FFP2-Maske für Personal (Schutzbrille und FFP-3 Maske bei Tätigkeiten mit hohem Infektionsrisiko, z. B. Bronchoskopie, Intubation, um eine Virusinokulation über die Schleimhäute zu vermeiden)
Händedesinfektion	Viruzides Händedesinfektionsmittel
Desinfektion des Isolierzimmers	Nach Standard der Klinik
Wäscheentsorgung	Nach Standard der Klinik
Abfallentsorgung	Im Patientenzimmer sammeln, B-Müll

Tab. 14.2 Influenza A und B

MRSA

Erreger	Staphylococcus aureus mit Methicillin- und Oxacillinresistenz aus der Gruppe der grampositiven Haufenkokken Durch hohe Widerstandsfähigkeit gegenüber Trockenheit und Wärme kann der MRSA in unbelebter Umgebung (Luft, Pflegeartikel, Krankenhausinventar etc.) bis zu Monaten lebens- und infektionsfähig bleiben
Übertragungsmedien	Hände, Atemwegssekrete, Wundsekrete, Blut, intertriginöse Hautbereiche, kontaminierte Gegenstände, Kittel, Oberflächen, Bettwäsche etc.
Übertragungsweg	• Kontaktinfektion: direkte Übertragung von Mensch zu Mensch (Tröpfcheninfektion Sputum, Sekret) • Indirekte Übertragung, z. B. über kontaminierte Gegenstände • Erreger können auch von klinisch gesunden Personen mit einer MRSA-Kolonisation übertragen werden
Inkubationszeit	• Orale Aufnahme von Staphylokokkentoxinen: 2–6 h • Infektion: 4–10 Tage • Endogene Infektion: auch Monate nach der Kolonisation
Untersuchungsmaterial	Erregernachweis: z. B. Nasen-Rachen-Abstrich, Wundabstrich, Trachealsekret, Blutkultur, Liquor, Punktate, Urin
Isolationsstufe	Standardisolierung, ggf. Kohortenisolierung auch bei unterschiedlichen Nachweisorten (z. B. Nase und Wunde)
Isolierungsbedingungen	Händehygiene, Schutzkittel, Einmalhandschuhe, i. d. R. Mund-Nasen-Schutz bei Nasen-Rachen-Besiedelung
Desinfektion und Entsorgung	Nach Standard der Klinik, Müll im Patientenzimmer sammeln

Tab. 14.3 MRSA

Immobilisation (Ruhigstellung)

Therapeutische Basismaßnahme, mit der die Beweglichkeit eines Körperabschnitts vorübergehend eingeschränkt wird.

Immobilisation wird vor allem bei Verletzungen des Bewegungsapparats, aber auch bei Überlastungszeichen oder Infektionen angewendet.

Ziel

- Wiederherstellung größtmöglicher Funktionsfähigkeit
- Schmerzreduktion
- Vermeidung von Folgeschäden
- Optimierung der Heilungsmöglichkeiten

Arten

- Verbände (Schlingen, Binden, Tape etc.)
- Konfektionierte Schienen und Orthesen
- Individuell angepasste Schienen und Gipsverbände aus unterschiedlichen Materialien
- Fixateure (externe und interne), Extensionen

!

Immobilisation kann zu
- Muskelatrophie
- Veränderungen des Kapsel-Band-Apparats
- Durchblutungsstörungen (Druckstellen, Nekrosen, Thrombosen etc.)
- Hautveränderungen (Mazerationen, Infektionen etc.)

führen.

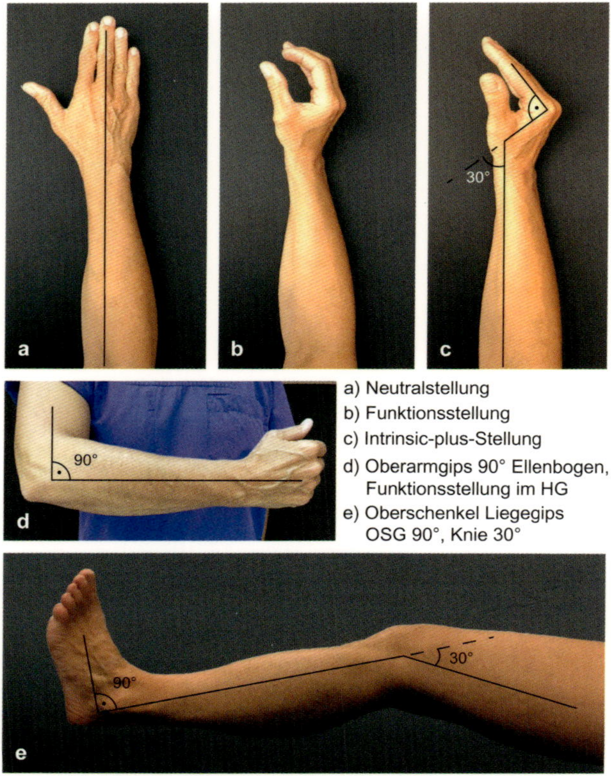

Abb. 15.1 Physiologische Winkelstellungen zur Immobilisation [P612]

Vorbereitung und Durchführung

- Information, Aufklärung und Einwilligung des Patienten
- Durchführung nach ärztlicher Anordnung/Standard/Herstellervorgaben
- Materialien vorbereiten
- Patienten positionieren und Schmerzmedikation erwägen
- Assistenz hinzuziehen, Information und Anleitung der Assistenz
- Information und Anleitung des Patienten
- Durchführung möglichst ohne Zeitdruck
- Kontrolle der Ruhigstellung durch behandelnden Arzt (DMS)
- Patienten über Verhalten mit der ruhigstellenden Maßnahme informieren (Merkblatt)
- Patienten-Aufklärung unterschreiben lassen und Durchschlag aushändigen

Äußert ein Patient bei einer bestehenden Ruhigstellung Schmerzen oder Missempfindungen, muss dem unbedingt nachgegangen werden.

Zusätzliches Auspolstern verringert den vorhandenen Platz weiter und ist somit **keine** mögliche Maßnahme bei Schmerzen und Druckstellen!

Nachbereitung

- Durchgeführte Tätigkeit dokumentieren
- Arbeitsraum und Material aufräumen und säubern

Neugeborenes (1. Monat)

Gewicht: 3–4 kg (Tabelle mit 3 kgKG gerechnet)
Größe: 45–50 cm
Vitalzeichen: **RR:** norm. 50/25 mmHg **Puls:** 120–140/min **AF:** 40–60/min

Reanimation/Notfall					
Medikament		**Mischung**	**pro ml enthalten**	**Dosis**	**empf. Gabe (ml)**
Adrenalin 1 mg/ml	i.v./i.o.	1 ml Adrenalin + 9 ml NaCl 0,9%	0,1 mg	0,01 mg/kg	*** 0,3 ml**
Atropin 0,5 mg/ml	i.v./i.o.	1 ml Atropin + 4 ml NaCl 0,9%	0,1 mg	0,02 mg/kg	*** 1 ml**
Ringer Acetat	i.v./i.o.	pur		20 ml/kg	**50 ml**
Prednisolon 250 mg	i.v./i.o.	Trockensubstanz in 5 ml lösen	50 mg	50 mg	**1 ml**
Theophyllin 200 mg	i.v./i.o.	5 ml Theophyllin + 5 ml NaCl 0,9%	10 mg	2 mg/kg	*** 0,6 ml**
Narkose/Sedierung					
Propofol 10 mg/ml	i.v./i.o.	pur	10 mg	4–5 mg/kg	**** 1,5 ml**
Diazepam 5 mg Rect	rektal		–	10 mg	**5 mg**
Midazolam 15 mg/3 ml	i.v./i.o.	2 ml Midazolam + 8 ml NaCl 0,9%	1 mg	0,05 mg/kg	*** 0,15 ml**
Midazolam 15 mg/3 ml	nasal	2 ml Midazolam + 8 ml NaCl 0,9%	1 mg	0,1 mg/kg	*** 0,3 ml**
Sufentanil 10 µg/2 ml	i.v./i.o.	2 ml Sufentanil + 8 ml NaCl 0,9%	1 µg	0,1 µg/kg	*** 0,2 ml**
Rocuronium 50 mg	i.v./i.o.	1 ml Rocuronium + 9ml NaCl 0,9%	1 mg	0,6 mg/kg	**2 ml**
Ketamin-S 25 mg/5 ml	i.v./i.o.	pur	5 mg	1 mg/kg	*** 0,6 ml**
Schmerztherapie					
Paracetamol Supp.	rektal		–	20 mg/kg	**125 mg**
Ibuprofen Saft	p.os.		–	10 mg/kg	**–**
Metamizol 1g/2 ml	i.v./i.o.	–	–	12 mg/kg	**–**
Piritramid 15 mg/2 ml	i.v./i.o.	1 ml Piritramid + 9 ml NaCl 0,9%	0,75 mg	0,03 mg/kg	*** 0,1 ml**
Ketamin-S 25 mg/5 ml	i.v./i.o.	pur	5 mg	0,25 mg/kg	*** 0,2 ml**

* Volumina < 1 ml werden über eine 1-ml-Tuberkulinspritze appliziert
** keine Empfehlung nach Fachinformation, aber üblicher Gebrauch

Tubusgröße: 3,0–3,5 mmID ohne Cuff (Tiefe: oral: 9 cm, nasal: 11 cm)
Reanimation: Defibrillation: keine
Kompressionsfrequenz: 120/min

Säugling (1.–3. Monat)

Gewicht: 5 kg
Größe: 50–55 cm
Vitalzeichen: **RR:** 80/50 mmHg **Puls:** 120 min **AF:** 30–40/min

Reanimation/Notfall					
Medikament		**Mischung**	**pro ml enthalten**	**Dosis**	**empf. Gabe (ml)**
Adrenalin 1 mg/ml	i.v./i.o.	1 ml Adrenalin + 9 ml NaCl 0,9%	0,1 mg	0,01 mg/kg	***0,5 ml**
Atropin 0,5 mg/ml	i.v./i.o.	1 ml Atropin + 4 ml NaCl 0,9%	0,1 mg	0,02 mg/kg	*** 1 ml**
Ringer Acetat	i.v./i.o.	pur		20 ml/kg	**100 ml**
Prednisolon 250 mg	i.v./i.o.	Trockensubstanz in 5 ml lösen	50 mg	75 mg	**1,5 ml**
Theophyllin 200 mg	i.v./i.o.	5 ml Theophyllin + 5 ml NaCl 0,9%	10 mg	2 mg/kg	**1 ml**
Narkose/Sedierung					
Propofol 10 mg/ml	i.v./i.o.	pur	10 mg	4–5 mg/kg	**2,5 ml**
Diazepam 5 mg Rect	rektal		–	10 mg	**1 Stck.**
Midazolam 15 mg/3 ml	i.v./i.o.	2 ml Midazolam + 8 ml NaCl 0,9%	1 mg	0,05 mg/kg	*** 0,25 ml**
Midazolam 15 mg/3 ml	nasal	2 ml Midazolam + 3 ml NaCl 0,9%	2 mg	0,1 mg/kg	*** 0,25 ml**
Sufentanil 10 µg/2 ml	i.v./i.o.	2 ml Sufentanil + 8 ml NaCl 0,9%	1 µg	0,1 µg/kg	*** 0,3 ml**
Rocuronium	i.v./i.o.	1 ml Rocuronium + 9ml NaCl 0,9%	1 mg	0,6 mg/kg	**3 ml**
Ketamin-S 25 mg/5 ml	i.v./i.o.	pur	5 mg	1 mg/kg	*** 1 ml**
Schmerztherapie					
Paracetamol Supp.	rektal		–	20 mg/kg	**125 mg**
Ibuprofen Saft 2%	p.os.		–	10 mg/kg	**–**
Metamizol 1g/2 ml	i.v./i.o.	–	–	12 mg/kg	**–**
	i.v./i.o.		0,75 mg	0,03 mg/kg	*** 0,2 ml**
Ketamin-S 25 mg/5 ml	i.v./i.o.	pur	5 mg	0,25 mg/kg	*** 0,25 ml**

* Volumina < 1 ml werden über eine 1-ml-Tuberkulinspritze appliziert

Tubusgröße: 3,0–3,5 mmID ohne Cuff (Tiefe: oral: 10 cm, nasal: 12 cm)

Reanimation:
- Defibrillation: 20 Joule (4 J/kgKG)
- Kompressionsfrequenz: 100–120/min
- Kompressions-Beatmungs-Verhältnis: 15:2
- Kompressionsmethode: 2 Daumen (3 cm tief)

Säugling (ca. 6. Monat)

Gewicht: 7 kg
Größe: 55–65 cm
Vitalzeichen: **RR:** 80/50 mmHg **Puls:** 120/min **AF:** 30–40/min

Medikament		Mischung	pro ml enthalten	Dosis	empf. Gabe (ml)
Reanimation/Notfall					
Adrenalin 1 mg/ml	i.v./i.o.	1 ml Adrenalin + 9 ml NaCl 0,9%	0,1 mg	0,01 mg/kg	*** 0,7 ml**
Atropin 0,5 mg/ml	i.v./i.o.	1 ml Atropin + 4 ml NaCl 0,9%	0,1 mg	0,02 mg/kg	**1,4 ml**
Ringer Acetat	i.v./i.o.	pur		20 ml/kg	**150 ml**
Prednisolon 250 mg	i.v./i.o.	Trockensubstanz in 5 ml lösen	50 mg	75 mg	**2 ml**
Theophyllin 200 mg	i.v./i.o.	5 ml Theophyllin + 5 ml NaCl 0,9%	10 mg	2 mg/kg	**1,5 ml**
Narkose/Sedierung					
Propofol 10 mg/ml	i.v./i.o.	pur	10 mg	4–5 mg/kg	**3,5 ml**
Diazepam 5 mg Rect	rektal		–	10 mg	**1 Stck.**
Midazolam 15 mg/3 ml	i.v./i.o.	2 ml Midazolam + 8 ml NaCl 0,9%	1 mg	0,05 mg/kg	*** 0,3 ml**
Midazolam 15 mg/3 ml	nasal	2 ml Midazolam + 3 ml NaCl 0,9%	2 mg	0,1 mg/kg	*** 0,3 ml**
Sufentanil 10 µg/2 ml	i.v./i.o.	2 ml Sufentanil + 8 ml NaCl 0,9%	1 µg	0,1 µg/kg	*** 0,5 ml**
Rocuronium	i.v./i.o.	1 ml Rocuronium + 9ml NaCl 0,9%	1 mg	0,6 mg/kg	**4 ml**
Ketamin-S 25 mg/5 ml	i.v./i.o.	pur	5 mg	1 mg/kg	**1,4 ml**
Schmerztherapie					
Paracetamol 125 mg	rektal		–	20 mg/kg	**125 mg**
Ibuprofen Saft	p.os.		20 mg	10 mg/kg	**3,5 ml**
Metamizol 1g/2 ml	i.v./i.o.	2 ml in 100 ml NaCl 0,9%	10 mg	12 mg/kg	**** 8 ml**
Piritramid 15 mg/2 ml	i.v./i.o.	1 ml Piritramid + 9 ml NaCl 0,9%	0,75 mg	0,03 mg/kg	*** 0,25 ml**
Ketamin-S 25 mg/5 ml	i.v./i.o.	pur	5 mg	0,25 mg/kg	*** 0,3 ml**

* Volumina < 1 ml werden über eine 1-ml-Tuberkulinspritze appliziert
** über 10 Minuten geben

Tubusgröße: 3,0 mmID mit Cuff, 4,0mmID ohne Cuff (Tiefe: oral: 11 cm, nasal: 13 cm)

Reanimation: Defibrillation: 28 Joule (4 J/kgKG)
Kompressionsfrequenz: 100–120/min
Kompressions-Beatmungs-Verhältnis: 15:2
Kompressionsmethode: 2 Finger (4 cm tief)

Säugling (ca. 12. Monat)

Gewicht: 10 kg
Größe: 65–76 cm
Vitalzeichen: **RR:** 80/50 mmHg **Puls:** 110–120/min **AF:** 30–40/min

Reanimation/Notfall					
Medikament		**Mischung**	**pro ml enthalten**	**Dosis**	**empf. Gabe (ml)**
Adrenalin 1 mg/ml	i.v./i.o.	1 ml Adrenalin + 9 ml NaCl 0,9%	0,1 mg	0,01 mg/kg	**1 ml**
Atropin 0,5 mg/ml	i.v./i.o.	1 ml Atropin + 4 ml NaCl 0,9%	0,1 mg	0,02 mg/kg	**2 ml**
Ringer Acetat	i.v., i.o.	pur	–	20 ml/kg	**200 ml**
Prednisolon 250 mg	i.v. i.o.	Trockensubstanz in 5 ml lösen	50 mg	100 mg	**2 ml**
Theophyllin 200 mg	i.v./i.o.	5 ml Theophyllin + 5 ml NaCl 0,9%	10 mg	2 mg/kg	**2 ml**
Narkose/Sedierung					
Propofol 10 mg/ml	i.v./i.o.	pur	10 mg	4–5 mg/kg	**5 ml**
Diazepam 5 mg Rect	rektal		–	10 mg	**1 Stck.**
Midazolam 15 mg/3 ml	i.v./i.o.	2 ml Midazolam + 8 ml NaCl 0,9%	1 mg	0,05 mg/kg	*** 0,5 ml**
Midazolam 15 mg/3 ml	nasal	2 ml Midazolam + 3 ml NaCl 0,9%	2 mg	0,1 mg/kg	*** 0,5 ml**
Sufentanil 10 µg/2 ml	i.v./i.o.	2 ml Sufentanil + 8 ml NaCl 0,9%	1 µg	0,1 µg/kg	**≤ 1 ml**
Rocuronium	i.v./i.o.	1 ml Rocuronium + 9 ml NaCl 0,9%	1 mg	0,6 mg/kg	**6 ml**
Ketamin-S 25 mg/5 ml	i.v./i.o.	pur	5 mg	1 mg/kg	**2 ml**
Schmerztherapie					
Paracetamol Supp.	rektal		–	20 mg/kg	**250 mg**
Ibuprofen Saft 2%	p.os.		20 mg	10 mg/kg	**5 ml**
Metamizol 1g/2 ml	i.v./i.o.	2 ml in 100 ml NaCl 0,9%	10 mg	12 mg/kg	**** 12 ml**
Piritramid 15 mg/2 ml	i.v./i.o.	1 ml Piritramid + 9 ml NaCl 0,9%	0,75 mg	0,03 mg/kg	*** 0,3 ml**
Ketamin-S 25 mg/5 ml	i.v./i.o.	pur	5 mg	0,25 mg/kg	*** 0,5 ml**

* Volumina < 1 ml werden über eine 1-ml-Tuberkulinspritze appliziert
** über 10 Minuten geben

Tubusgröße: 3,5 mmID mit Cuff, 4,5 mmID ohne Cuff (Tiefe: oral: 12 cm, nasal: 14 cm)

Reanimation:
- Defibrillation: 40 Joule (4 J/kgKG)
- Kompressionsfrequenz: 100–120/min
- Kompressions-Beatmungs-Verhältnis: 15:2
- Kompressionsmethode: 2 Finger (4 cm tief)

Kleinkind (1–3 Jahre)

Gewicht: 10–18 kg (Tabelle mit 15 kgKG gerechnet)
Größe: 76–92 cm
Vitalzeichen: **RR:** 90/55 mmHg **Puls:** 110/min **AF:** 20–25/min

Medikament		Mischung	pro ml enthalten	Dosis	empf. Gabe (ml)
Reanimation/Notfall					
Adrenalin 1 mg/ml	i.v./i.o.	1 ml Adrenalin + 9 ml NaCl 0,9%	0,1 mg	0,01 mg/kg	**1,5 ml**
Atropin 0,5 mg/ml	i.v./i.o.	1 ml Atropin + 4 ml NaCl 0,9%	0,1 mg	0,02 mg/kg	**3 ml**
Ringer Acetat	i.v./i.o.	pur	–	20 ml/kg	**250 ml**
Prednisolon 250 mg	i.v./i.o.	Trockensubstanz in 5 ml lösen	50 mg	100 mg	**2 ml**
Theophyllin 200 mg	i.v./i.o.	5 ml Theophyllin + 5 ml NaCl 0,9%	10 mg	3 mg/kg	**4,5 ml**
Narkose/Sedierung					
Propofol 10 mg/ml	i.v./i.o.	pur	10 mg	4–5 mg/kg	**6 ml**
Diazepam 10 mg Rect	rektal		–	10 mg	**1 Stck.**
Midazolam 15 mg/3 ml	i.v./i.o.	2 ml Midazolam + 8 ml NaCl 0,9%	1 mg	0,05 mg/kg	*** 0,75 ml**
Midazolam 15 mg/3 ml	nasal	2 ml Midazolam + 3 ml NaCl 0,9%	2 mg	0,1 mg/kg	*** 0,75 ml**
Sufentanil 10 µg/2 ml	i.v./i.o.	2 ml Sufentanil + 8 ml NaCl 0,9%	1 µg	0,1 µg/kg	**≤ 1,5 ml**
Rocuronium	i.v./i.o.	pur	10 mg	0,6 mg/kg	**1 ml**
Ketamin-S 25 mg/5 ml	i.v./i.o.	pur	5 mg	1 mg/kg	**3 ml**
Schmerztherapie					
Paracetamol 250 mg	rektal		–	20 mg/kg	**1 Stck.**
Ibuprofen Saft	p.os.		20 mg	10 mg/kg	**7,5 ml**
Metamizol 1g/2 ml	i.v./i.o.	0,4 ml in 50 ml NaCl 0,9%	10 mg	12 mg/kg	**** 50 ml**
Piritramid 15 mg/2 ml	i.v./i.o.	1 ml Piritramid + 9 ml NaCl 0,9%	0,75 mg	0,03 mg/kg	*** 0,75 ml**
Ketamin-S 25 mg/5 ml	i.v./i.o.	pur	5 mg	0,25 mg/kg	*** 0,8 ml**

* Volumina < 1 ml werden über eine 1-ml-Tuberkulinspritze appliziert
** über 10 Minuten geben

Tubusgröße: 4,0 mmID mit Cuff, 5,0 mmID ohne Cuff (Tiefe: oral: 13 cm, nasal: 16 cm)
Reanimation: Defibrillation: 60 Joule (4 J/kgKG, AED mögl.)
Kompressionsfrequenz: 100–120/min
Kompressions-Beatmungs-Verhältnis: 15:2 (zwei Helfer) sonst 30:2
Kompressionsmethode: Handballen (4–5 cm tief)

Kleinkind (4–6 Jahre)

Gewicht: 18–25 kg (Tabelle mit 20 kgKG gerechnet)
Größe: 92–115 cm
Vitalzeichen: **RR:** norm. 100/60 mmHg **Puls:** 100/min **AF:** 16–20/min

Medikament		Mischung	pro ml enthalten	Dosis	empf. Gabe (ml)
Reanimation/Notfall					
Adrenalin 1 mg/ml	i.v./i.o.	1 ml Adrenalin + 9 ml NaCl 0,9%	0,1 mg	0,01 mg/kg	**2 ml**
Atropin 0,5 mg/ml	i.v./i.o.	1 ml Atropin + 4 ml NaCl 0,9%	0,1 mg	0,02 mg/kg	**4 ml**
Ringer Acetat	i.v./i.o.		–	20 ml/kg	**400 ml**
Prednisolon 250 mg	i.v./i.o.	Trockensubstanz in 5 ml lösen	50 mg	150 mg	**3 ml**
Theophyllin 200 mg	i.v./i.o.	5 ml Theophyllin + 5 ml NaCl 0,9%	10 mg	3 mg/kg	**6 ml**
Narkose/Sedierung					
Propofol 10 mg/ml	i.v./i.o.	pur	10 mg	4 mg/kg	**8 ml**
Diazepam 10 mg Rect	rektal		–	10 mg	**1 Stck.**
Midazolam 15 mg/3 ml	i.v./i.o.	2 ml Midazolam + 8 ml NaCl 0,9%	1 mg	0,05 mg/kg	**1 ml**
Sufentanil 10 µg/2 ml	i.v./i.o.	2 ml Sufentanil + 8 ml NaCl 0,9%	1 µg	0,1 µg/kg	**2 ml**
Rocuronium	i.v./i.o.	pur	10 mg	0,6 mg/kg	**1,2 ml**
Ketamin-S 25 mg/5 ml	i.v./i.o.	pur	5 mg	1 mg/kg	**4 ml**
Schmerztherapie					
Paracetamol 250 mg	rektal		–	20 mg/kg	**1 Stck.**
Ibuprofen Saft 2%	p.os.		20 mg	10 mg/kg	**10 ml**
Metamizol 1g/2 ml	i.v./i.o.	0,5ml in 50 ml NaCl 0,9%	10 mg	12 mg/kg	**** 50 ml**
Piritramid 15 mg/2 ml	i.v./i.o.	1 ml Piritramid + 9 ml NaCl 0,9%	0,75 mg	0,03 mg/kg	*** 0,8 ml**
Ketamin-S 25 mg/5 ml	i.v./i.o.	pur	5 mg	0,25 mg/kg	**1 ml**

* Volumina < 1 ml werden über eine 1-ml-Tuberkulinspritze appliziert
** über 10 Minuten geben

Tubusgröße: 4,5 mmID mit Cuff, 5,5 mmID ohne Cuff (Tiefe: oral: 14 cm, nasal: 17 cm)

Reanimation:
- Defibrillation: 80 Joule (4 J/kg, AED mögl.)
- Kompressionsfrequenz: 100–120/min
- Kompressions-Beatmungs-Verhältnis: 15:2 (zwei Helfer) sonst 30:2
- Kompressionsmethode: Handballen (5 cm tief)

Schulkind (7–9 Jahre)

Gewicht: 26–35 kg (Tabelle mit 30 kgKG gerechnet)
Größe: 115–135 cm
Vitalzeichen: **RR:** norm. 110/60 mmHg **Puls:** 95/min **AF:** 16–18/min

Reanimation/Notfall					
Medikament		Mischung	pro ml enthalten	Dosis	empf. Gabe (ml)
Adrenalin 1 mg/ml	i.v./i.o.	1 ml Adrenalin + 9 ml NaCl 0,9%	0,1 mg	0,01 mg/kg	**3 ml**
Amiodaron 150 mg/3 ml	i.v./i.o.	3 ml Amiodaron + 7 ml G 5%	15 mg	5 mg/kg	**10 ml**
Atropin 0,5 mg/ml	i.v./i.o.	pur	0,5 mg	0,02 mg/kg	**1,2 ml**
Ringer Acetat	i.v./i.o.		–	20 ml/kg	**500 ml**
Prednisolon 250 mg	i.v./i.o.	Trockensubstanz in 5 ml lösen	50 mg	250 mg	**5 ml**
Theophyllin 200 mg	i.v./i.o.	pur	20 mg	3 mg/kg	**5 ml**
Narkose/Sedierung					
Propofol 10 mg/ml	i.v./i.o.	pur	10 mg	4 mg/kg	**10 ml**
Diazepam 10 mg Rect	rektal		–	10 mg	**1 Stck.**
Midazolam 15 mg/3 ml	i.v./i.o.	2 ml Midazolam + 8 ml NaCl 0,9%	1 mg	0,05 mg/kg	**1,5 ml**
Sufentanil 10 µg/2 ml	i.v./i.o.	2 ml Sufentanil + 8 ml NaCl 0,9%	1 µg	0,1 µg/kg	**≤ 3 ml**
Rocuronium	i.v./i.o.	pur	10 mg	0,6 mg/kg	**1,8 ml**
Ketamin-S 25 mg/5 ml	i.v./i.o.	pur	5 mg	1 mg/kg	**6 ml**
Schmerztherapie					
Paracetamol 500 mg	rektal		–	20 mg/kg	**1 Stck.**
Ibuprofen 200	p.os.	Tablette	20 mg	10 mg/kg	**1 Stck.**
Metamizol 1g/2 ml	i.v./i.o.	0,7ml in 100 ml NaCl 0,9%	10 mg	12 mg/kg	**** 100 ml**
Piritramid 15 mg/2 ml	i.v./i.o.	2 ml Piritramid + 8 ml NaCl 0,9%	1,5 mg	0,03 mg/kg	*** 0,75 ml**
Ketamin-S 25 mg/5 ml	i.v./i.o.	pur	5 mg	0,25 mg/kg	**1,5 ml**

* Volumina < 1 ml werden über eine 1-ml-Tuberkulinspritze appliziert
** über 10 Minuten geben

Tubusgröße: 5,5 mmID mit Cuff (Tiefe: oral: 16 cm, nasal: 19 cm)
Reanimation: Defibrillation: 120 Joule (4 J/kgKG, AED möglich), Erwachsenenpaddel
Kompressionsfrequenz: 100–120/min
Kompressionsbeatmung: 15:2 (zwei Helfer) sonst 30:2
Kompressionsmethode: Handballen (5 cm tief)

Schulkind (10–14 Jahre)

Gewicht: 36–45 kg (Tabelle mit 40 kgKG gerechnet)
Größe: 135–152 cm
Vitalzeichen: **RR:** norm. 115/65 mmHg **Puls:** 90/min **AF:** 14–16/min

Reanimation/Notfall					
Medikament		**Mischung**	**pro ml enthalten**	**Dosis**	**empf. Gabe (ml)**
Adrenalin 1 mg/ml	i.v., i.o.	1 ml Adrenalin + 9 ml NaCl 0,9%	0,1 mg	0,01 mg/kg	**5 ml**
Amiodaron 150 mg/3 ml	i.v., i.o.	3 ml Amiodaron + 7 ml G 5%	15 mg	5 mg/kg	**13 ml**
Atropin 0,5 mg/ml	i.v., i.o.	pur	0,5 mg	0,02 mg/kg	**1,6 ml**
Ringer Acetat	i.v., i.o.		–	20 ml/kg	**750 ml**
Prednisolon 250 mg	i.v., i.o.	Trockensubstanz in 5 ml lösen	50 mg	250–500 mg	**5–10 ml**
Theophyllin 200 mg	i.v., i.o.	= 10 ml, pur	20 mg	3 mg/kg	**6 ml**
Narkose/Sedierung					
Propofol 10 mg/ml	i.v./i.o.	pur	10 mg	4–5 mg/kg	**ml**
Diazepam 10 mg Rect	rektal		–	10 mg	**1 Stck.**
Midazolam 15 mg/3 ml	i.v./i.o.	2 ml Midazolam + 8 ml NaCl 0,9%	1 mg	0,05 mg/kg	**2 ml**
Sufentanil 10 µg/2 ml	i.v./i.o.	pur	5 µg	0,1 µg/kg	**0,5–1 ml**
Rocuronium	i.v./i.o.	pur	10 mg	0,6 mg/kg	**2,5 ml**
Ketamin-S 25 mg/5 ml	i.v./i.o.	pur	5 mg	1 mg/kg	**8 ml**
Schmerztherapie					
Paracetamol		< 12 J. 0,5 g, ab 12 J. 1 g (Tbl, supp)	–	–	**1 Stck.**
Ibuprofen 400	p.os.		–	10 mg/kg	**1 Tbl.**
Metamizol 1g/2 ml	i.v./i.o.	1ml in 100 ml NaCl 0,9%	5 mg	12 mg/kg	**** 100 ml**
Piritramid 15 mg/2 ml	i.v./i.o.	2 ml Piritramid + 8 ml NaCl 0,9%	1,5 mg	0,03 mg/kg	*** 0,8 ml**
Ketamin-S 25 mg/5 ml	i.v./i.o.	pur	5 mg	0,25 mg/kg	**2 ml**

* Volumina < 1 ml werden über eine 1-ml-Tuberkulinspritze appliziert
** über 10 Minuten geben

Tubusgröße: 6,5 mm ID mit Cuff (Tiefe: oral: 17 cm, nasal: 20 cm)
Reanimation: Defibrillation: 160 Joule (4 J/kgKG, AED möglich), Erwachsenenpaddel
Kompressionsfrequenz: 100–120/min
Kompressionsbeatmung: 30:2
Kompressionsmethode: 2 Hände (5 cm tief)

Jugendlicher (15–17 Jahre)

Gewicht: ab 50 kg (Tabelle mit 50 kgKG gerechnet)
Größe: ab 152 cm
Vitalzeichen: **RR:** norm. 120/70 mmHg **Puls:** 80/min **AF:** 12–15/min

Medikament		Mischung	pro ml enthalten	Dosis	empf. Gabe (ml)
Reanimation/Notfall					
Adrenalin 1 mg/ml	i.v./i.o.	1 ml Adrenalin + 9 ml NaCl 0,9%	0,1 mg	0,01 mg/kg	**5 ml**
Amiodaron 150 mg/3 ml	i.v./i.o.	3 ml Amiodaron + 7 ml G 5%	15 mg	5 mg/kg	**16 ml**
Atropin 0,5 mg/ml	i.v./i.o.	pur	0,5 mg	0,02 mg/kg	**2 ml**
Ringer Acetat	i.v./i.o.		–	20 ml/kg	**500 ml**
Prednisolon 250 mg	i.v./i.o.	Trockensubstanz in 5 ml lösen	50 mg	250–500 mg	**5–10 ml**
Theophyllin 200 mg	i.v./i.o.	= 10 ml, pur	20 mg	3 mg/kg	**7,5 ml**
Narkose/Sedierung					
Propofol 10 mg/ml	i.v./i.o.	pur	10 mg	2–3 mg/kg	**12 ml**
Diazepam 10 mg Rect	rektal		–	20 mg	**2 Stck.**
Midazolam 15 mg/3 ml	i.v./i.o.	2 ml Midazolam + 8 ml NaCl 0,9%	1 mg	0,05 mg/kg	**2,5 ml**
Sufentanil 10 µg/2 ml	i.v./i.o.	pur	5 µg	0,1 µg/kg	**1 ml**
Rocuronium	i.v./i.o.	pur	10 mg	0,6 mg/kg	**3 ml**
Ketamin-S 25 mg/5 ml	i.v./i.o.	pur	5 mg	1 mg/kg	**10 ml**
Schmerztherapie					
Paracetamol 1000 mg	p.o./rekt		–	20 mg/kg	**1 Stck.**
Ibuprofen 400 mg	p.os.		–	10 mg/kg	**1 Tbl.**
Metamizol 1g/2 ml	i.v./i.o.	1,2 ml in 100 ml NaCl 0,9%	5 mg	12 mg/kg	**** 100 ml**
Piritramid 15 mg/2 ml	i.v./i.o.	2 ml Piritramid + 8 ml NaCl 0,9%	1,5 mg	0,03 mg/kg	**1 ml**
Ketamin-S 25 mg/5 ml	i.v./i.o.	pur	5 mg	0,25 mg/kg	**2,5 ml**

** über 10 Minuten geben

Tubusgröße: 7,0 mmID mit Cuff
Reanimation: Defibrillation: 200 Joule (4 J/kgKG, AED möglich), Erwachsenenpaddel
Kompressionsfrequenz: 100/min
Kompressionsbeatmung: 30:2
Kompressionsmethode: 2 Hände (5 cm tief)

Normwerte des Notfalllabors

Erythrozyten	♀: 3,9–5,4/pl; ♂: 4,6–6,2/pl
Hämatokrit	♀: 0,35–0,47 l/l; ♂: 0,4–0,52 l/l
Hämoglobin	♀: 12–15,7 g/dl; ♂: 14–17,5 g/dl
MCH	♀: 26–34 pg; ♂: 27–34 pg
MCV	81–100 fl
Leukozyten	4,5–11,0/nl
Thrombozyten	150–400/nl
Bilirubin (total)	< 1 mg/dl
Cholesterin (gesamt)	< 200 mg/dl
CRP	< 0,5 mg/dl
Ferritin	♀: 10–200 µg/l; ♂: 30–300 µg/l
Glukose	55–110 mg/dl
Harnsäure	♀: 2,5–6,5 mg/dl; ♂: 3,0–6,9 mg/dl
Harnstoff	14–46 mg/dl
HDL-Cholesterin	♀: > 45 mg/dl; ♂: > 35 mg/dl
Kreatinin	♀: < 1 mg/dl; ♂: < 1,2 mg/dl
Laktat	6–18 mg/dl
Protein	6,5–8,7 g/dl
Triglyzeride	< 180 mg/dl
Troponin I	< 1 µg/l
Troponin T	< 0,03 µg/l
Kalzium	2,15–2,65 mmol/l

Tab. 17.1 Wichtige Normwerte

Chlorid	95–112 mmol/l
Eisen	7–28 µmol/l
Kalium	3,4–5,2 mmol/l
Magnesium	0,75–1,06 mmol/l
Natrium	134–145 mmol/l
Phosphat	0,8–1,5 mmol/l
Protein im Urin	‹ 120 mg/d
Glukose im Urin	‹ 0,5 g/d
Harnsäure im Urin	0,2–1 g/d
Harnstoff im Urin	10–35 g/d
Erythrozyten im Urin	negativ
Leukozyten im Urin	negativ
aPTT	26–40 sec
TPZ (Quick)	70–130 %
Thrombinzeit	8,5–13 sec
Amylase	28–100 U/l
CK	♀: ‹ 145 U/l; ♂: ‹ 171 U/l
CK-MB	‹ 24 U/l
LDH	♀: ‹ 247 U/l; ♂: ‹ 248 U/l
Lipase	‹ 70 U/l

Tab. 17.1 Wichtige Normwerte *(Forts.)*

In der initialen Schockraumphase unterscheidet sich die Versorgung nicht-traumatologischer, kritisch kranker Patienten (→ Tab. 18.1) grundsätzlich nicht von der des Traumapatienten (→ Tab. 18.2).

Gute Schockraumversorgung ist abhängig von:
- Qualität der Anmeldung, Übergabe, medizinischer und pflegerischer Versorgung des Patienten anhand von Konzepten und Algorithmen
- Genügend logistischen, materiellen und personellen Ressourcen
- Teamperformance

Aufnahmekriterien

Art der Störung	Beispiele
Airway (Atemweg)	(Drohende) Atemwegsverlegung
Breathing (Atmung)	Initiale S_PO_2 ≤ 85 % unter RL oder S_PO_2 unter 6 l/min, O_2 ≤ 89 %, AF ≤ 6/min oder ≥ 30/min, Beatmung/Highflow-Anwendung, drohende respiratorische Erschöpfung, Inhalationstrauma
Circulation (Kreislauf)	Niedrigster $RR_{sys.}$ < 80 mmHg, HF ≤ 40/min oder ≥ 180/min, (erfolgreiche) Reanimation, Katecholaminzufuhr
Disability (Bewusstseinslage)	Unklare Bewusstlosigkeit, Status epilepticus, neue Vigilanzstörung GCS ≤ 9, fehlende Schutzreflexe, akutes neurologisches Defizit
Exposure/**E**nvironmental Control (Gefährdung/Patientenumgebung)	Kritischer Gesamtzustand, Liegetrauma, metabolische Störungen, Elektrolytstörungen, qSOFA ≥ 2, Hypothermie ≤ 32 °C, Hyperthermie ≥ 40 °C

Tab. 18.1 Mögliche Schockraumaufnahmekriterien **nicht-traumatologischer, kritisch kranker** Patienten (ABCDE-Schema)

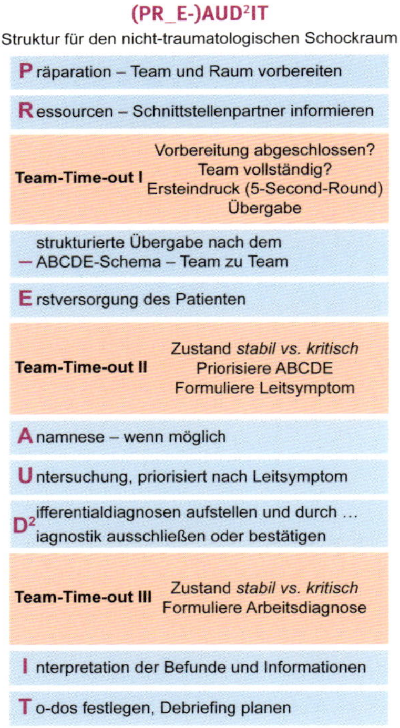

Abb. 18.1 Basisalgorithmus PRE_AUD^{2}IT für die strukturierte Notfallversorgung nicht-traumatologischer kritisch kranker Schockraumpatienten (DGINA) [F781-050; L231]

Empfehlungsgrad A
Störung der Vitalparameter • Atemstörungen (S_pO_2 < 90 %, AF < 10 oder > 29) • $RR_{syst.}$ < 90mmHg • HF > 120/min/Schockindex > 0,9 • Positives eFAST • GCS ≤ 12 nach Trauma • Hypothermie (< 35 °C) • Prähospitale Intervention (z. B. Thoraxentlastung)
Offensichtliche Verletzungen • Instabiler Thorax • Mechanisch instabile Beckenverletzung • Penetrierende Verletzungen der Rumpf-/Halsregion • Amputationsverletzung proximal der Hände/Füße • Sensomotorisches Defizit nach Wirbelsäulenverletzung
Empfehlungsgrad B
Unfallmechanismus/-konstellation • Frakturen von zwei oder mehr proximalen großen Röhrenknochen • Verbrennung > 20 % von Grad ≥ 2b • Sturz aus > 3 m Höhe • Verkehrsunfall mit Ejektion aus dem Fahrzeug oder Fraktur langer Röhrenknochen
Bei **geriatrischen Patienten** sollte die Aufnahmeindikation im Schockraum großzügig erfolgen, sofern ein **relevantes Trauma** und **folgende Parameter** vorliegen: • $RR_{sys.}$ < 100 mmHg • SHT und GCS ≤ 14 • Zwei oder mehr verletzte Körperregionen • Fraktur eines oder mehrerer langer Röhrenknochen

Tab. 18.2 Schockraumaufnahmekriterien **traumatologischer** Patienten [27]

Versorgung

- **Vorbereitung** entsprechend der Anmeldung
  - Raum: Temperatur ↑
  - Material: alles funktionsfähig, einsatzbereit
  - Team: alle anwesend, geschützt, auf gleichem Informationsstand
- **Phase 1:**
  - Übergabe an das ganze Team, nach Übergabeschema, z. B. SBAR (→ Kap. 20), SINNHAFT (→ Kap. 20)
  - Lebensrettende Maßnahmen nach cABCDE (→ Kap. 19) mit kontinuierlicher Evaluation
  - Mögliche Notfalldiagnostik: eFAST, Labor, Röntgen, CT, EKG
- **Phase 2:**
  - Vollständige körperliche Untersuchung von Kopf bis Fuß mit Untersuchung jeder Körperöffnung
  - Anamneseerhebung, z. B. nach SAMPLER
  - Überleitung in den weiterversorgenden Bereich mit entsprechender Übergabe

SAMPLER

S – Symptome: Beginn der Beschwerden? Begleitsymptomatik? Schmerz?

A – Allergie(n): Bekannte Allergien?

M – Medikation: Dauermedikation? Welche Indikation?

P – persönliche Anamnese: Vorerkrankungen? Operationen? Verletzungen?

L – letzte Mahlzeit: Wann wurde die letzte Mahlzeit eingenommen? Trinken? Alkohol/Nikotin/Drogen?

E – Ereignis: Unfallhergang? Welches Ereignis ging dem Unfall/Notfall voraus?

R – Risiken: Risikogruppe? Diabetiker/Hypertoniker/Schwangere?

Tracerdiagnosen

Definierte zeitkritische Krankheitsbilder, bei denen u.a. ein schneller Therapiebeginn mit einem besseren klinischen Verlauf und einem besseren Behandlungsergebnis assoziiert ist.

Zeitkritische notfallmedizinische Krankheitsbilder sind:

- **Herzinfarkt**
- **Herz-Kreislauf-Stillstand**
- **Polytrauma**
- **Schweres Schädel-Hirn-Trauma**
- **Schlaganfall (Stroke)**
- **Sepsis**

Herzinfarkt (ST-Hebungsinfarkt, → Abb. 9.3) [29]

Verdacht auf Herzinfarkt bei „Patienten mit anhaltenden Brustbeschwerden oder anderen auf Ischämie hindeutenden Symptomen und mit ST-Streckenhebung in mindestens zwei zusammenhängenden EKG-Ableitungen“ [29].

Leitsymptom

- Intermittierender oder dauerhafter retrosternaler Druck/Engegefühl
- Schmerzen, die zum linken Arm, Hals oder Kiefer ausstrahlen
- Evtl. Kaltschweißigkeit, Übelkeit, abdominelle Beschwerden
- Atypische Manifestationen: epigastrische Missempfindungen, Bauchschmerzen möglich

Hochrisikopatient ESI 2/MTS Orange: Patient muss sofort an einen Überwachungsplatz, prioritär behandeln!

Erstversorgung

- Online-Monitoring, EKG innerhalb 10 min, evtl. V3R/V4R, V7–9
- Laborabnahme (inkl. kardiales Troponin T/I)
- Medikation/Schmerzmanagement nach Anordnung
- Frühzeitiges Verständigen eines Kardiologen
- Möglichst kurze Door-to-Needle-Zeit
- Ggf. Vorbereitung für Herzkatheterlabor nach Standard

Herz-Kreislauf-Stillstand (kardiopulmonale Reanimation, CPR) [30, 36, 37]

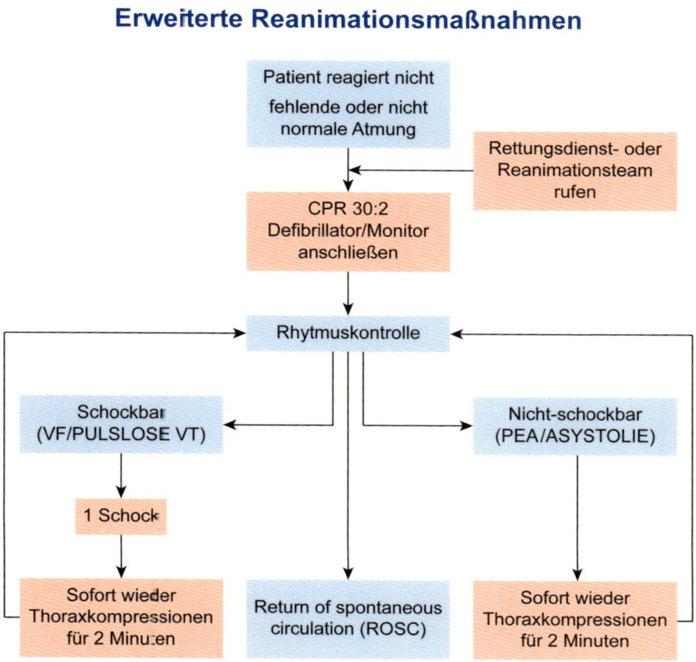

Abb. 19.1a Advanced Life Support – Algorithmus [F781-035]
VF = Ventricular Fibrillation, VT = Ventricular Tachycardia, PEA = pulslose elektrische Aktivität

Hochwertigen Thoraxkompressionen und

- Sauerstoffgabe
- Kapnografie
- Kontinuierliche Thoraxkompressionen wenn der Atemweg gesichert ist
- Minimale Unterbrechungen der Thoraxkompression
- IV- oder IO-Zugang
- Adrenalin alle 3–5 Minuten
- Amiodaron nach 3 Defibrillationsversuchen
- Erkennen und Behandeln reversibler Ursachen

Erkennen und Behandeln reversibler Ursachen

- Hypoxie
- Hypovolämie
- Hypo-/Hyperkalämie metabolisch
- Hypo-/Hyperthermie

- Herzbeuteltamponade
- Intoxikation
- Thrombose, koronar oder pulmonal
- Spannungspneumothorax

Eventuell Sonographie und Bildgebung zum Erkennen reversibler Ursachen einsetzen

Eventuell

- Koronarangiografie und PCI
- Mechanische Reanimation für Patiententransport/Therapie
- Extrakorporale CPR

Nach ROSC

- Nach ABCDE vorgehen
- Zielwert SpO_2 94–98% und normaler $PaCO_2$
- 12-Kanal-EKG
- Erkennen und Behandeln der Ursache
- Targeted temperature management

Abb. 19.1b Advanced Life Support – Ergänzung [F781-035]

Polytrauma [27, 28]

cABCDE	Auswahl von Diagnostik und Therapie
critical Bleeding (schwere Blutung)	• Sofortiges Stoppen einer vital bedrohlichen Blutung (z. B. Druckverband, Abbindung)
Airway (Atemweg)	• Atemweg frei? Fremdkörper? Blut im Mund? Absaugung? • Atemwegsobstruktion? Frakturen? • Kann der Patient verbal kommunizieren? Schutzreflexe? • Atemweg sichern, z. B. durch Esmarch-Handgriff • Immobilisierung der HWS • Guedeltubus?/Intubation?/Wenn Tubus schon vorhanden: Lagekontrolle?
Breathing (Atmung)	• Atemfrequenz? Atemtiefe? • Beurteilen von Lungenfunktion/Thoraxwand/Zwerchfell • Spannungspneumothorax? Entlasten? Instabiler Thorax? • O_2-Gabe/Pulsoxymeter anbringen/Beatmung mit Beatmungsbeutel? Kontinuierliche CO_2-Messung am Tubus
Circulation (Kreislauf)	• Äußere/Innere Blutungsquellen? Blutung stoppen, Legen von zwei großlumigen i. v. oder i. o. Zugängen • Pulskontolle/Hautfarbe/ggf. RR • Laborkontrolle/Blutgruppe? Kreuzprobe? • Volumensubstitution mit erwärmter Kristalloidlösung/Blut • Hypothermie vermeiden
Disability (Bewusstseinslage)	• Bewusstseinslage (GCS)/Pupillenweite und -reaktion? • Halbseitensymptomatik/Rückenmarksverletzung? • Intoxikation? Schädel-Hirn-Trauma?
Exposure/**E**nvironmental Control (Patientenumgebung)	• Komplette Entkleidung, körperliche Untersuchung, warm zudecken

Tab. 19.1 Vorgehen nach dem cABCDE-Schema (modifiziert)

Um rasche, strukturierte und fehlerfreie Abläufe zu sichern, werden schwer verletzte Patienten im Schockraum nach standardisierten Algorithmen wie dem **cABCDE-Schema** (ATLS®, ITLS®, SIK®, ATCN®) versorgt (→ Tab. 19.1).

Atemwegsmanagement, Beatmung, Notfallnarkose

Endotracheale Intubation:

- Mit schwierigem Atemweg rechnen
- Fiberoptik bereitstellen, Durchführung von Rapid Sequence Induction (RSI)
- Alternative Methoden zur Atemwegssicherung vorhalten
- Normoventilation durchführen, Überwachung von EKG, RR, Pulsoxymetrie, Kapnografie, engmaschige BGA-Kontrolle

Volumentherapie

- Möglichst zwei großlumige i. v. Zugänge legen, i. o. Zugang erwägen
- Volumentherapie mit erwärmten kristalloiden, isotonen Vollelektrolytlösungen (keine isotone Kochsalzlösung verwenden)

Thorax

- Klinische Untersuchung von Thorax und Atemfunktion, Auskultation, Perkussion
- Spannungspneumothorax: sofort entlasten
- Pneumothorax bei beatmeten Patienten: sofort entlasten

Wirbelsäule

Bei Bewusstlosen bis zum Beweis des Gegenteils von Wirbelsäulenverletzung ausgehen.

Reanimation

Das Vorgehen unterscheidet sich von Nicht-Trauma-Patienten (siehe Leitlinie [27]): **Während Reanimation Diagnose und Therapie von Herzkreislaufstillstand** (z. B. Spannungspneumothorax, Perikardtamponade, Hypovolämie).

!

Reversible Ursachen (→ Abb. 19.1b)

Gerinnungssystem

- Basisdiagnostik: BGA, Quick, aPTT, Fibrinogen, Thrombozyten, Blutgruppe
- Ziel: Normothermie, Normokalzämie
- Verwendung von Massivtransfusions-/Gerinnungsprotokoll, bei massiven Blutungen frühzeitig Gabe von Tranexamsäure (→ Kap. 12)

	I	II	III	IV
Blutverlust	< 750 ml	750–1500 ml	1500–2000	> 2000 ml
Bewusstseinslage	Wach	Ängstlich	Verwirrt	Bewusstlos
Atemfrequenz	14–20	20–30	30–40	> 35
Puls	< 100	> 100	> 120	> 140
Blutdruck	Normal	Normal	Hypoton	Sehr hypoton
Hautzustand	Normal	Blass	Blass	Blass/kalt
Urinausscheidung	> 30 ml/h	20–30 ml/h	5–15 ml/h	< 5 ml/h
Basendefizit	0 bis −2 mmol/l	−2 bis −6 mmol/l	−6 bis −10 mmol/l	−10 mmol/l oder weniger

Tab. 19.2 Klassen des hämorrhagischen Schocks

Schädel-Hirn-Trauma (SHT) [27, 28, 31]

Schädel-Hirn-Trauma (SHT)

Verletzungen des knöchernen Schädels und/oder von Hirnstrukturen.

Einschätzung des quantitativen Bewusstseins mittels Glasgow Coma Scale (GCS).

		Punkte
Augen öffnen	Spontan Auf Ansprache Auf Schmerzreiz Keine Reaktion	4 3 2 1
Verbale Reaktion	Orientiert Verwirrt, desorientiert Unzusammenhängende Worte Unverständliche Laute Keine Reaktion	5 4 3 2 1
Motorische Reaktion	Befolgt Anweisungen Gezielte Schmerzabwehr Ungezielte Schmerzabwehr Beugesynergien Strecksynergien Keine Reaktion	6 5 4 3 2 1

Tab. 19.3 Glasgow Coma Scale (GCS) [F210-010]

Auswertung: 13–15 = leichtes SHT; 9–12 = mittelschweres SHT; 3–8 = schweres SHT

Die Schwere triggert die weitere Diagnostik, aber auch die Therapie (Intubation erwägen bei GCS ‹ 9).

Einteilung

Formen	
Geschlossenes SHT	Dura mater intakt, keine Verbindung des Schädelinneren nach außen
Offenes SHT	Dura mater eröffnet, Liquor und Hirnmasse können austreten
Schweregrade	
SHT 1. Grades, GCS 15–13 *(Commotio cerebri)*	Gedeckte Hirnverletzung, Amnesie möglich
SHT 2. Grades, GCS 12–9 *(Contusio cerebri)*	Gedeckte oder offene Hirnverletzung
SHT 3. Grades, GCS 8–3 *(Compressio cerebri)*	Gedeckte oder offene schwere Hirnverletzung

Tab. 19.4 Formen und Schweregrade des Schädel-Hirn-Traumas

Leitsymptome

- Kopfschmerzen, Übelkeit, Erbrechen, Vigilanzstörungen
- Neurologische Ausfälle, Pupillendifferenz, Atemstörungen
- Kreislaufdysregulationen, Brillen-/Monokelhämatom
- Tastbare Frakturen

Diagnostik und Therapie

- Monitoring
- Notfallmedizinische Standarddiagnostik → Vigilanz, Seiten- und Querschnittszeichen, Vitalfunktionen
- GCS ≤ 13: CCT inkl. HWS
- SHT 2. u. 3. Grades: 2 großlumige Zugänge
- Immobilisation nach Standard

- Positionierung:
  - offenes SHT: flach (Gefahr Luftembolie)
  - geschlossenes SHT: mit erhöhtem Oberkörper
- Wundversorgung bei offenem SHT: sterile Abdeckung, keine Reposition von ausgetretenem Hirngewebe
- Intubation/Beatmung: Hypoventilation vermeiden
- Volumen: 500–1.500 ml Ringerlösung. i.v.

Ziel

Arterielle Normotension mit Systole › 110 mmHg, S_aO_2 › 90 %, Normokapnie, dann wiederholtes Erfassen des quantitativen Bewusstseins (GCS). Keine Gabe von Glukokortikoiden.

> Bei ICP ↑ ggf. Maßnahmen wie Hyperventilation, hypertone Kochsalzlösung, Mannitol®.

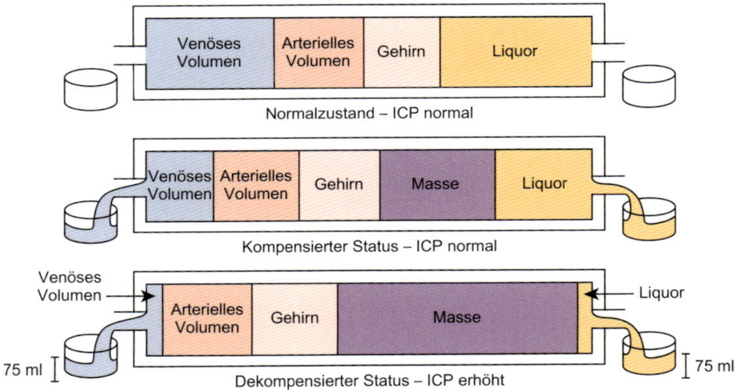

Abb. 19.2 Monro-Kellie-Doktrin zur intrakraniellen Kompensation expandierender Volumina [G208]

19 Tracerdiagnosen [19, 20]

Schlaganfall (Stroke) [32]

Schlaganfall (Stroke)

Akutes fokales neurologisches Defizit aufgrund einer umschriebenen Durchblutungsstörung des Gehirns.

Wichtige Informationen (möglichst schon bei der Anmeldung zu erfragen)

- Symptombeginn? Wann zuletzt symptomlos gesehen?
- Art der Symptome (BE-FAST)?
- Antikoagulation?

Leitsymptome

- Plötzlich auftretende Sehstörungen, kurzzeitige Erblindung auf einem Auge
- Halbseitige Lähmungserscheinungen von Körperteilen wie Händen, Armen, Beinen oder einer Gesichtshälfte
- Sprachstörungen, verwaschene Sprache, Schwindel

Hochrisikopatient ESI/MTS 2 (Orange): Prioritär behandeln, schnellstmögliche CCT, Lysezeitfenster beachten, Neurologen informieren! „Door-to-Needle-Zeit" so kurz wie möglich. **Time is brain!**

Erstversorgung

- Patienten komplett entkleiden, um vollständige Untersuchung zu ermöglichen
- Online-Monitoring, EKG
- Diagnostik und Therapie nach Standard und Anordnung
- Information des Patienten über Zustand und weitere Schritte

Sepsis [4]

Sepsis

Lebensbedrohliche Organdysfunktion aufgrund einer fehlregulierten Körperantwort auf eine Infektion.

Mögliche Infektionsherde: Gefäßkatheter, Pneumonie, Endokarditis, Bauchrauminfektion (z. B. Abszess, Perforation), Harnwegsinfektion, Wunden etc.

Diagnostik und Therapie

qSOFA-Score erheben:

- $RR_{sys.} < 100$ mmHg
- Neu aufgetretene Bewusstseinsveränderung
- AF < 22/min

Ab zwei Kriterien ist Sepsis möglich.

Innerhalb der ersten Stunde durchzuführen:

- Bestimmung des Plasma-Laktatwerts
- Abnahme von Blutkulturen/Urinkulturen vor Beginn der Antibiotikatherapie
- Beginn der Therapie mit Breitspektrumantibiotika
- Intravenöse Flüssigkeit (30 ml/kgKG Kristalloide) bei arterieller Hypotension oder Plasma-Laktatwert ≥ 4 mmol/l
- Intensive patientenorientierte (Angst, Kommunikationseinschränkungen etc.) Betreuung

Übergabe

Übertragung der Verantwortlichkeit und der Zuständigkeit für einige oder alle Aspekte der Patientenversorgung.

In Deutschland werden verschiedene „Merkhilfen“ wie z. B. SBAR oder SINNHAFT verwendet

Standardisierte Übergaben steigern die Patientensicherheit und die Effizienz des Versorgungsprozesses.

ABCDE-Schema (→ Kap. 19, Polytrauma)

SBAR

S – Situation:

- Name, Alter, Geschlecht
- Symptome, Erkrankungen, Verdachtsdiagnose
- Analgosedierung

B – Background (Hintergrund):

- Symptome, medizinische Vorgeschichte (Medikation, Allergien)
- Versorgungssituation, Wertsachen

A – Assessment:

- cABCDE (→ Tab. 19.1), SAMPLER (→ Kap. 18)
- Leitsymptom, Arbeitsdiagnose, Stand der Diagnostik, Laborwerte
- Bisherige Therapie, Zugänge, Medikamentengabe, Blut-/Gerinnungsprodukte (gegeben/vorhanden)
- Patientenverfügung/Vorsorgevollmacht

R – Recommendation (Empfehlung):

- Weitere geplante Therapie
- Fallsteuerung (stationäre Aufnahme/ambulante Weiterversorgung)
- Kontaktdaten von Angehörigen Anordnungen, Bedarfsmedikation

SINNHAFT

S – Start
- Ruhe (keine Tätigkeiten am Patienten außer lebensrettende Maßnahmen)
- Face-to-Face Kommunikation

I – Identifikation
- Geschlecht, Nachname und Alter

N – Notfallereignis
- Was? (Leitsymptom/Verdachtsdiagnose)
- Wie? (Ursache)
- Wann? (Zeitpunkt des Ereignisses)
- Optional: Wo/Woher? (Ort, Auffindesituation)

N – Notfallpriorität
- Priorität nach ABCDE-Schema
- Pathologische Untersuchungsbefunde
- Vitalparameter

H – Handlungen
- Durchgeführte Maßnahmen (Dosis/Umfang/Zeitpunkt)
- Wirkung der Maßnahmen (ggf. bewusst unterlassene Maßnahmen)

A – Anamnese
- SAMPLER (→ Kap. 18)
- Soziale Aspekte (Versorgungssituation, häusliche Gewalt ...)
- Weitere Besonderheiten (Patientenverfügung, DNI, DNR, Zeugen Jehovas ...)

F – Fazit
- Zusammenfassende Wiederholung der Übergabeinformationen

T – Teamfragen
- Möglichkeit für zusätzliche Fragen aus dem Team

Diagnostik

- Temperatur und Einwirkdauer bestimmen Tiefenausdehnung.
- Da sich Verbrennungswunden dynamisch entwickeln, sind sie initial schwer zu beurteilen und zu behandeln → regelmäßige Kontrolle.

Verbrennungsgrad	Tiefe	Klinik
Grad I	Schädigung der Epidermis	Keine Blasenbildung, Schmerz
Grad IIa	Schädigung von Epidermis und ggf. oberflächlichen Dermis	Blasenbildung, Schmerz, rötliche Dermis, feste Körperbehaarung
Grad IIb	Schädigung von Epidermis und tiefen Anteilen der Dermis	Blasenbildung, Schmerz, blasse Dermis, ausziehbare Körperbehaarung
Grad III	Zerstörung von Epidermis und Dermis	Schmerzlos verfärbte Dermis, subkutane Gefäßthrombosen, keine Haare mehr vorhanden
Grad IV	Zerstörung von Epidermis, Dermis, Subkutis, Muskeln, Sehnen, Knochen	Verkohlung, schmerzlose Nekrosen

Tab. 21.1 Gradeinteilung von Verbrennungen (Verbrennungstiefe)

Berechnung des Verbrennungsausmaßes (Körperoberfläche) nach der Neuner-Regel (→ Abb. 21.1).

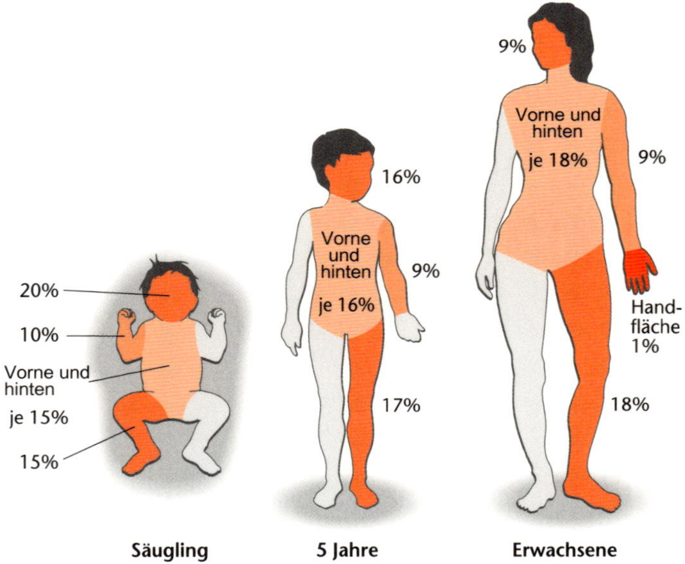

Abb. 21.1 Neuner-Regel nach Wallace [L106]

Versorgung

- Zwei großlumige Zugänge
- Analgesie, ggf. Analogsedierung
- Volumentherapie (Elektrolytlösung) nach Baxter-Parkland-Formel
- Arterielle BGA inkl. CO, Methämoglobin (Inhalationstrauma)
- Wärmeerhalt

- Wundbehandlung
  - Grad I und IIa: Salbenverband, konservativ
  - Grad IIb und höher: schnellstmöglich operativ in Schwerbrandverletztenzentrum
  - Grad IIb und III: bis zur OP mit feuchten Kompressen oder Metaline® abdecken
- Ggf. Intubation (Verbrennungen im Gesicht/Halsbereich)
- Lose Kleidungsstücke, Schmuck, Uhr entfernen

Baxter-Parkland-Formel zur Volumentherapie

4 ml × kgKG × tief verbrannte KOF in % in 24 h, davon die Hälfte in den ersten 8 h

Kriterien für Verlegung in Schwerbrandverletztenzentrum

- Verbrennungen Grad III
- Verbrennungen an Händen, Gesicht oder Genitalien
- Verbrennungen durch Elektrizität (inkl. Blitzschlag)
- Verätzungen durch Chemikalien
- Inhalationstrauma
- Begleiterkrankungen oder Verletzungen, die die Behandlung erschweren, oder Notwendigkeit einer speziellen psychologischen, psychiatrischen oder physischen Betreuung

!

Zentrale Vermittlungsstelle für Schwerbrandverletzte

Tel. 040–4 28 51–39 98
E-Mail: einsatzmeldungen@feuerwehr.hamburg.de

Wundanamnese

- Wundursache
- Wundart
- Akut oder chronisch
- Lokalisation
- Größe, Tiefe
- Wundumgebung/Wundränder
  - begrenzt
  - mazeriert
  - livide
  - etc.
- Grad der Keimbesiedlung
  - infiziert
  - nicht infiziert

Wundversorgung/Therapie

- Primäre Wundheilung (saubere, nicht infizierte Wunden mit glatten, adaptierten Rändern und guter Durchblutung): mittels Naht, Steristrips, Hautkleber
- Sekundäre Wundheilung (Wunde tief verschmutzt oder älter als 6 h): offen mittels steriler Wundauflagen; Narbenbildung nach Wundrandadaption/Naht
- Reinigung
  - immer von innen nach außen
  - septische Wunden mit Antiseptika
- Bedarfsgerechte Schmerztherapie

Wunduhr

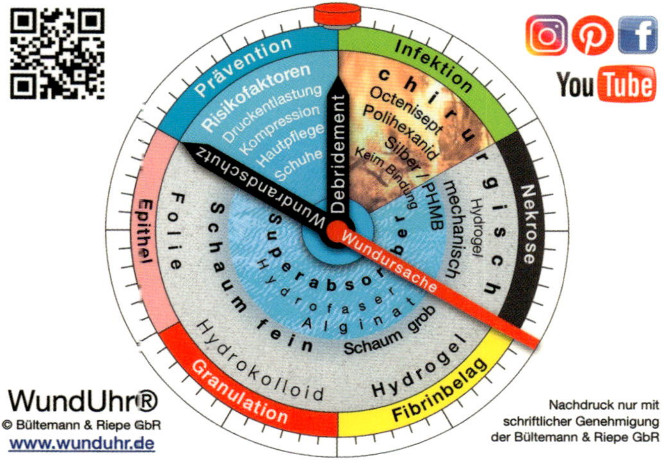

Abb. 22.1 Wunduhr [W1093/W1094]

© Die WundUhr® ist ein Ministandard für die Behandlung von Menschen mit chronischen Wunden. Die WundUhr® ist urheberrechtlich geschützt, der ungenehmigte Nachdruck ist verboten. Drucke sind auf www.wunduhr.de zu erwerben.

Wundauflagen

- Einsatz abhängig von Wundbeobachtung und Wundheilungsphase
- Beurteilt werden Aussehen des Wundgrunds, Wundumgebung, Wundränder und austretendes Wundexsudat sowie Entzündungen
- Schutz der Wunde vor äußeren Einflüssen wie Druck, Scherkräften und Infektionen
- Schutz vor Wärmeverlust und Austrocknung
- **Konventionelle Wundauflagen (trockene Wundversorgung)**
  - Meist Kompressen (Saug-, Mull-, Vlieskompressen)
  - Trockenhalten der Wunde
  - Aufnahme großer Exsudatmengen
  - Schutz und Polsterung
  - Ggf. getränkt mit Salben
  - Zum „Abtupfen" von Exsudat
- **Feuchte Wundauflagen** (→ Tab. 22.1)
  - Ermöglichen und erhalten feuchtwarmes Wundklima
  - Folienbeschichtung
  - Schutz vor Fremdkörpern, Nässe, Pilze oder Bakterien
  - Halten Temperatur zwischen 30 und 35 °C (Zellteilung findet ab 28 °C statt)
  - Vermeidung von Sekundärinfektionen durch gewährleisteten Gasaustausch
  - Kein Einwachsen, Verkleben des Wundgrunds (Angiogenese)
  - Ermöglicht atraumatischen und schmerzarmen Verbandwechsel
  - Können je nach Hersteller bis zu 7 Tagen belassen werden

Wundauflage	Aussehen der Wunde
Alginate	Stark exsudierende, tiefe und oberflächliche Wunden
Hydrogele	Schwach bis mäßig exsudierende, oberflächliche, wenig nässende chronische Wunden
Hydrokolloide	Schwach bis mittel exsudierende, sekundär heilende, nicht infizierte Wunden
Kombinierte Wundverbände	Mäßig bis stark exsudierende, chronische und akute Wunden
Schaumstoff-kompressen/ Hydropolymere	Mäßig bis starke Exsudation, bei empfindlicher Umgebungshaut, sekundärer Wundheilung, chronischen und akuten Wunden
Semipermeable Wundfolien	Postoperative Wundversorgung, Kanülen und Katheterfixierung, schwach exsudierende, oberflächliche, nicht infizierte Wunden
Kollagen-wundauflagen	Biologische/physikalische Blutstillung, stagnierende Wunden
Hydrophobe Wundauflagen	Abszesse, Fisteln, kontaminierte/infizierte, post-operative/traumatische Wunden
Aktivkohle-kompressen	Übel riechendes Exsudat, infizierte Wunden
Silberhaltige Wundauflagen	Sekundär heilende, mittelstark exsudative, infizierte Wunden
Offenporige Schaumstoff-kompressen	Temporär bedingte Wundabdeckungen bei offenen Frakturen, nach Faszienspaltung bei Kompartment-syndrom, Vorbehandlung der Wundfläche vor Haut-transplantationen
Gelatinehaltige Wundauflagen	Chronische und akute, sekundär heilende, blutende Wunden

Tab. 22.1 Überblick feuchte Wundauflagen

Zugang

Synonym für einen Katheter, der eine Verbindung zum Gefäßsystem oder anderen Körperkompartimenten herstellt.

Ziele

- Medikamentenzufuhr
- Infusion von Flüssigkeit bzw. Volumenersatzlösungen
- Blutentnahme und Blutzuckeruntersuchung
- Sicherheitsmaßnahme bei möglicher Vitalbedrohung, auch wenn akut keine Medikamentengaben indiziert sind

Arten

- Flexible Verweilkanülen, Verweilkatheter
- Starre Systeme (z. B. Trokar)

Zugangsmöglichkeiten

- Peripher venöser Zugang (als Punktion oder Venae sectio)
- Intraossärer (i. o.) Zugang
- Zentralvenöser Zugang
- Pleuraler, arterieller, subkutaner Zugang

!

- Medikamente dürfen nicht arteriell verabreicht werden!
- Bei Anlage des Zugangs unter Zeitdruck: intraossär vor zentralvenös!

Vorgehen

- Auswahl Zugangsart, Ort, Größe, Material
- Aufklärung, Einwilligung und Information, Positionierung des Patienten
- Desinfizieren der betreffenden Hautstelle

Farbcode	Durchmesser (mm)	Größe (Gauge)	Max. Durchflussrate (ml/min)
Orange/braun	2,2	14	343
Grau	1,7	16	196
Weiß	1,5	17	128
Grün	1,3	18	96
Rosa	1,1	20	61
Blau	0,9	22	36
Gelb	0,6	24	20

Tab. 23.1 Periphere Venenverweilkanülen

- Steriles Legen des Zugangs, auf korrekten Sitz überprüfen
- Sichere Fixierung
- Dokumentation
- Spülen mit NaCl 0,9%, um Lumen von Blutresten zu reinigen

Risiken und Komplikationen

- Infektionen
- Gefäßverletzungen, Hämatome, Nervenverletzungen
- Luftembolie
- Pleura- und Lungenverletzungen
- Verletzungen anderer Organsysteme

Täglich Wundinspektion und Verbandwechsel!

Intraossärer Zugang

Intraossärer (i.o.) Zugang

Schnelle, jedoch nur temporäre Alternative zum venösen (peripheren oder zentraler) Zugang.

- **Lokalisation:** proximale Tibia (nachgeordnet: distale Tibia, distaler Femur)
- **Applikation** von Infusionen, Medikamenten, Blutprodukten
- **Indikation:** Alle akuten Notfallsituationen, in denen keine andere Zugangsmöglichkeit besteht

Vorgehen

- Punktionsstelle aufsuchen (→ Abb. 23.1)
- Punktionsstelle (ggf. rasieren), desinfizieren (Einwirkzeit beachten, unsterile Einmalhandschuhe)
- System vorbereiten (Verlängerungsschlauch, Dreiwegehahn mit NaCl 0,9% spülen); **cave:** komplette Entlüftung erforderlich → Gefahr Luftembolie!
- Punktion senkrecht zur Knochenoberfläche bis Knochenkontakt (schwarze Markierung an Nadel muss sichtbar bleiben)
- Einbohren der Nadel bis zum Markraum unter vorsichtigem Druck bis Widerstandsverlust
- Kanüle festhalten und Trokar entfernen
- Bei wachen Patienten Lokalanästhesie in den Markraum (Erwachsene: 1 ml Lidocain 2 %)
- Anschließen des Druckinfusionssystems

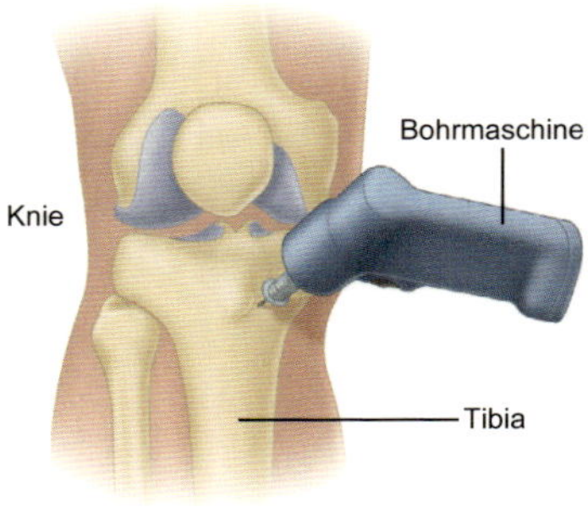

Abb. 23.1 Legen eines intraossären Zugangs [G935-002]

[1] Schenk H-D. Krankenhaus-Alarm- und -Einsatzplan (KAEP). Niedersächsisches Muster. Deutsches Rotes Kreuz Landesverband Niedersachsen, 2009.

[2] WHO-Stufenschema zur Schmerztherapie. Aus: www.medizinfo.de/schmerz/thwho (letzter Zugriff: 26. Oktober 2023).

[3] Dubb et al. (Hg.). Notfallversorgung und Pflege in der Notaufnahme. Stuttgart: Kohlhammer, 2017.

[4] Kany A, Meixner [illegible]. Taschenwissen Intensivpflege. 2. A. München: Elsevier, Urban und Fischer, 2022.

[5] Riemann F. Grundformen der Angst. 42. A. München: Reinhardt, 2017.

[6] Quernheim G. Warten aber richtig! Praxishandbuch zum Management wartender Patienten. Göttingen: Hogrefe, 2017.

[7] Hax-Schoppenhorst T, Kusserow A (Hg.). Das Angst-Buch für Pflege- und Gesundheitsberufe. Bern: Huber, 2014.

[8] Angst. Ein interaktives Feature von DIE WELT. Aus: www.welt.de/angst/?start (letzter Zugriff: 28. Juli 2019).

[9] Dietz-Wittstock M, Kegel, M. Versorgung von Schwerverletzten im Schockraum. Kursbuch für Pflegekräfte. Berlin: Springer, 2023.

[10] Volz A. Basics Psychiatrie. 4. A. München: Elsevier, Urban & Fischer, 2019.

[11] Singler K. Delir-Screening in der Notaufnahme – Gibt es geeignete Instrumente? Postervortrag am 27. September 2018. Leipzig: DGINA 2018.

[12] Pschyrembel. Klinisches Wörterbuch. 269. A. Berlin: de Gruyter, 2023.

[13] Helfen T. Basics Notfall- und Rettungsmedizin. 4. A. München: Elsevier, Urban & Fischer, 2020.

[14] Grossmann FF, Delport K, Keller DI. Emergency Sevirity Index. Deutsche Übersetzung eines validen Triageinstruments. Notfall und Rettungsmedizin. 2009; 12: 290–292.

[15] Krey J. Triage durch Pflegekräfte in der ZNA. Anregungen zur Übertragung internationaler Erfahrungen. Notfall und Rettungsmedizin. 2007; 10: 329–335.

[16] Krey J. „Triage" in der Notaufnahme. Risikomanagement mit einem strukturierten Einschätzungsinstrument. In: Pflege Professionell. 14. November 2016. Aus: pflege-professionell.at/triage-in-der-notaufnahme (letzter Zugriff: 26. Oktober 2023).

[17] Ohly A, Kiening M. EKG endlich verständlich. 2. A. München: Elsevier, Urban & Fischer, 2015.

[18] Gesetz zur Hilfe und Unterbringung von Menschen mit Hilfebedarf infolge psychischer Störungen (PsychHG) vom 11. Dezember 2020. Aus: www.gesetze-rechtsprechung.sh.juris.de/bssh/document/jlr-PsychKGSH2020rahmen/part/X (letzter Zugriff: 26. Oktober 2023).

[19] Dietz-Wittstock M et al. Notfallpflege –Fachweiterbildung und Praxis. Berlin: Springer, 2022.

[20] Blaschke S, Walcher F et al. SOP Handbuch Interdisziplinäre Notaufnahme. 2. A. Berlin: Medizinisch Wissenschaftliche Verlagsgesellschaft, 2022.
[21] Zentrum für Qualität und Pflege (ZQP) (Hg.). Gewalt in der Pflege. Aus: www.zqp.de/schwerpunkt/gewalt-pflege (letzter Zugriff: 27. Oktober 2023)
[22] Berufsgenossenschaft für Gesundheit und Wohlfahrtspflege (BGW) (Hg.). Gewalt und Aggression gegen Beschäftigte. BGW-Themen. Hamburg, 2019.
[23] Wesuls R, Heinzmann T, Brinker L. Professionelles Deeskalationsmanagement (ProDeMa). Praxisleitfaden zum Umgang mit Gewalt und Aggression in den Gesundheitsberufen. 4. A. Stuttgart: Unfallkasse Baden-Württemberg, 2005.
[24] Robert Koch-Institut. Zum Aufwand von MRSA-Screeninguntersuchungen in deutschen Krankenhäusern. Epidemiologisches Bulletin. 2013; 5: 41–44.
[25] Robert Koch-Institut. RKI-Ratgeber. Aus: www.rki.de/DE/Content/Infekt/EpidBull/Merkblaetter/merkblaetter_node.html (letzter Zugriff: 27. Oktober 2023).
[26] Dietz-Wittstock M, Linstedt U. Kindernotfallband. Flensburg: Diakonissenkrankenhaus, 2019.
[27] Deutsche Gesellschaft für Unfallchirurgie e. V.: S3-Leitlinie Polytrauma/Schwerverletzten-Behandlung (AWMF Registernummer 187-023), Version 4.0 (31.12.2022), verfügbar unter https://www.awmf.org/leitlinien/detail/ll/187-023.html. Zugriff am 4.12.2023.
[28] American College of Surgeons Committee on Trauma. Advanced Trauma Life Support. 10. A. München: Elsevier, Urban & Fischer, 2018.
[29] European Society of Cardiology (Hg.). ESC Pocket Guidelines App. 2023.
[30] Bernhard M et al. Versorgung kritisch kranker, nicht-traumatologischer Patienten im Schockraum. Notfall + Rettungsmedizin. 2022; 25(Suppl. 1): 1–14.
[31] Ficklscherer A. Basics Orthopädie und Traumatologie. 7. A. München: Elsevier, Urban & Fischer, 2023.
[32] Ringleb P et al. S2e Leitlinie zur Akuttherapie des ischämischen Schlaganfalls. Version 5.1. 2022 Aus: https://dnvp9c1uo2095.cloudfront.net/cms-content/030-046l_Akuttherapie_Ischämischer_Schlaganfall_V5.1_221109_1669646650700.pdf (letzter Zugriff: 27. Oktober 2023).
[33] Schiergens T. Basics Chirurgie. 4. A. München: Elsevier, Urban & Fischer, 2018.
[34] I care SmartCards. Stuttgart: Thieme, 2017.
[35] Schacher et al. Strukturierte Übergabeprozesse in der Notaufnahme. Luxus oder Notwendigkeit. Notfall und Rettungsmedizin. 2019; 23(1): 3–8.
[36] German Resuscitation Council (GRC). Reanimation 2021. Leitlinien kompakt. 2021. Aus: https://www.grc-org.de/files/ShopProducts/download/Leitlinien_kompakt_26.04.2022.pdf (letzter Zugriff: 27. Oktober 2023).
[37] Soar J et al. Erweiterte lebensrettende Maßnahmen für Erwachsene. Leitlinien des European Resuscitation Council 2021. Notfall- + Rettungsmedizin. 2021; 24: 406–446.

[38] Gräff I et al. Der Übergabeprozess in der zentralen Notaufnahme – Konsentierung von Inhalten im Rahmen eines Delphi-Verfahrens. Notfall- + Rettungsmedizin. 2023. Aus: https://doi.org/10.1007/s10049-023-01130-3 (letzter Zugriff: 28.10.2023).

[39] Deutsche Gesellschaft für Verbrennungsmedizin (DGV) (Hg.). Behandlung thermischer Verletzungen des Erwachsenen. S2k-Leitlinie. 2021. Aus: https://register.awmf.org/assets/guidelines/044-001l_S2k_Behandlung-thermischer-Verletzungen-des-Erwachsenen_2021-07.pdf (letzter Zugriff: 28.10.2023).

[40] Piepho T, Cavus E, Noppens R et al. S1-Leitlinie Atemwegsmanagement. Anaesthesist 64, 859–873 (2015). https://doi.org/10.1007/s00101-015-0087-6.

[41] Rall M, Lackner C. Crisis Resource Management (CRM). Der Faktor Mensch in der Akutmedizin. Notfall + Rettungsmedizin. 2010; 13(5): 349–356.

[42] Marsden J, Windle J, Mackway-Jones K. Emergency triage. Emerg Nurse. 2013; 21(4): 11. doi:10.7748/en2013.07.21.4.11.s11.

[43] Ring J et al. S2k-Leitlinie zu Akuttherapie und Management der Anaphylaxie – Update 2021. Allergo Journal International. 2021; 30: 1–25. Aus: https://register.awmf.org/assets/guidelines/061-025l_S2k_Akuttherapie-Management-Anaphylaxie_2021-10.pdf (letzter Zugriff: 18.12.2023).

Fehler gefunden?

An unsere Inhalte haben wir sehr hohe Ansprüche. Trotz aller Sorgfalt kann es jedoch passieren, dass sich ein Fehler einschleicht oder fachlich-inhaltliche Aktualisierungen notwendig geworden sind.
Sobald ein relevanter Fehler entdeckt wird, stellen wir eine Korrektur zur Verfügung. Mit diesem QR-Code gelingt der schnelle Zugriff.

https://else4.de/978-3-437-25173-3

Wir sind dankbar für jeden Hinweis, der uns hilft, dieses Werk zu verbessern. Bitte richten Sie Ihre Anregungen, Lob und Kritik an folgende E-Mail-Adresse: kundendienst@elsevier.com

Der Verweis auf die jeweilige Abbildungsquelle befindet sich bei allen Abbildungen im Werk am Ende des Legendentextes in eckigen Klammern.

B152	H.M. Hackenberg: EKG-Übungsbuch, 3. Aufl., Jungjohann Verlag Ulm und Lübeck, 1995.
F210-010	Teasdale G, Jennett B. Assessment of coma and impaired consciousness. A practical scale. Lancet. 1974; 2(7872): 81-84. doi:10.1016/s0140-6736(74)91639-0.
F781-021	Rall, M., Lackner, C. Crisis Resource Management (CRM). Notfall Rettungsmed 13, 349–356 (2010). https://doi.org/10.1007/s10049-009-1271-5
F781-022	Grossmann, F., Delport, K. & Keller, D. Emergency Severity Index. Notfall Rettungsmed 12, 290–292 (2009). https://doi.org/10.1007/s10049-009-1156-7.
F781-035	Soar, J.; Böttiger, B.W.; Carli, P. et al. Erweiterte lebensrettende Maßnahmen für Erwachsene. Leitlinien des European Resuscitation Council 2021 Notfall Rettungsmed (2021) www.springermedizin.de/link/10.1007/s10049-021-00893-x.
F781-050	Gröning I et al. Das (PR_E-)AUD2IT-Schema als Rückgrat für eine strukturierte Notfallversorgung und Dokumentation nichttraumatologischer kritisch kranker Schockraumpatienten. Notfall Rettungsmed 7 (2022).
F823-005	Piepho T, Cavus E, Noppens R et al. S1-Leitlinie Atemwegsmanagement. Anaesthesist 64, 859–873 (2015). https://doi.org/10.1007/s00101-015-0087-6.
G208	Quinones-Hinojosa A. Schmidek and Sweet's Operative Neurosurgical Techniques, 6th ed. 2012. Elsevier/Saunders.
G935-002	Ignataviciu DD et al. Medical-Surgical Nursing: Concepts for Interprofessional Collaborative Care. Elsevier, 10. Aufl. 2020.
G1124	Mackway-Jones K et al. Emergency Triage, Manchester Triage Group. John Wiley & Sons. 3rd Edition, 2014.
L106	Henriette Rintelen, Velbert
L143	Heike Hübner, Berlin
L190	Gerda Raichle, Ulm
L231	Stefan Dangl, München
L264	Claudia Flüss, München
M909	Dr. med. Albrecht Ohly, München
O728	Daniel Marx, Bielefeld
P612	Margot Dietz-Wittstock, Flensburg
T1356	DIAKO Krankenhaus gGmbH, Flensburg
W1093	Dr. Gunnar Riepe, Boppard
W1094	Anke Bültermann, Hamburg